Dr Alfred MORA

L'HOMME

ÉQUILIBRE ET MOUVEMENTS

PHYSIOLOGIE

Avec **cent vingt-cinq** figures dans le texte

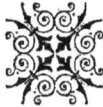

PARIS

Ancienne Maison Delahaye

L. BATTAILLE et Cⁱᵉ, Éditeurs

23, Place de l'École-de-Médecine

1896

AVIS DES ÉDITEURS

———+———

Dans cet ouvrage l'auteur s'est proposé d'expliquer d'après les principes élémentaires de la mécanique rationnelle, les conditions d'équilibre du corps humain, de ses mouvements en général, et de ceux des membres en particulier.

Nous recommandons à l'attention des lecteurs la théorie nouvelle des courbures de l'axe rachidien et les considérations mathématiques qui démontrent que rien dans le corps humain n'est abandonné au hasard, mais que toute son architecture est dominée par ce grand principe énoncé par Lamarck : **La fonction fait l'organe.**

Tous ceux qui s'occupent de l'éducation physique et du développement normal du corps, liront cet ouvrage avec fruit.

L'HOMME

Équilibre et mouvements

Dr Alfred MORA

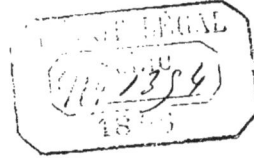

L'HOMME

ÉQUILIBRE ET MOUVEMENTS

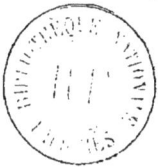

PHYSIOLOGIE

Avec **cent vingt-cinq** figures dans le texte

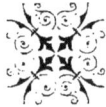

PARIS

Ancienne Maison Delahaye

L. BATTAILLE et Cie, Éditeurs

23, Place de l'École-de-Médecine

1896

INTRODUCTION

Le plus grand nombre des ouvrages scientifiques consacrés à l'étude du corps humain n'ont eu en vue, les uns, que le côté purement descriptif, ce sont les traités classiques d'anatomie; les autres, le côté physiologique ou biologique, tels les traités de Beaunis ou de Kuss et Duval. Aucun d'eux n'envisage, n'étudie réellement et complètement le côté machine, la mécanique de l'homme, et ne cherche à l'expliquer, à l'analyser, en lui appliquant les lois de la mécanique rationnelle. C'est à Duchenne de Boulogne que reviennent le grand honneur et le mérite d'avoir le premier, malgré le dédain et les tracasseries de la science officielle, montré toute l'importance de l'étude des mouvements chez l'homme.

Son admirable traité de la *Physiologie des mouvements* restera pour lui et la science française un
monument de gloire impérissable, et tous ceux qui,
comme Sappey, se sont depuis occupés accessoire-
ment de l'étude des mouvements du corps et des membres, ont dû lui faire les plus larges emprunts. Duchenne a principalement étudié le jeu des muscles
et déterminé leur action particulière au moyen de
l'électro-physiologie, qui lui a permis de découvrir
avec netteté le rôle de chaque muscle : mais il ne
nous paraît pas avoir suffisamment traité dans l'ensemble, ni la statique, ni la dynamique du corps
humain : cependant des considérations très simples
de mécanique élémentaire permettent de se rendre
compte de l'action d'un muscle, connaissant ses points
d'attache ou d'insertion et la direction droite, oblique
ou contournée de ses fibres. Il nous a semblé que
l'étude des lois du développement harmonique du
corps, de cette admirable machine où l'on voit agir
simultanément et synergiquement toutes les forces
physico-chimiques que l'homme, en cette fin de siècle
d'observation et d'expérimentation scientifiques, essaye à son tour d'assouplir, de discipliner, d'uti-
liser et d'appliquer dans des machines ingénieuses
et compliquées, quoique relativement à l'homme

bien inférieures encore, méritait d'être entreprise, et qu'il était au moins aussi utile de savoir comment et pourquoi le corps est construit de telle ou telle manière, se développe, se meut, agit sous l'effort des muscles, que de connaître seulement, avec une précision quelquefois méticuleuse, la forme d'un os, avec sa moindre protubérance ou sa plus petite échancrure, tout en ignorant leur raison d'être.

Trop souvent, cette description minutieuse à l'excès n'est guère qu'une sèche nomenclature (un peu comme naguère celle des rois et des batailles de l'histoire de France), un exercice de mémoire dont l'utilité n'apparaît qu'à quelques rares médecins ou chirurgiens qui cherchent à se rendre compte des rapports des organes, surtout au point de vue opératoire; elle devient, au contraire, indispensable et attrayante si l'on envisage le fonctionnement et la corrélation mécaniques des différentes parties du corps et l'on ne tarde pas à reconnaître que ce sont les lois, les conditions nécessaires à ce bon fonctionnement qui ont déterminé la forme, la position des organes et leur mode d'action. Et alors apparaît évident ce principe si rationnel, que la fonction fait l'organe, ou que l'organe est fait pour la fonction : principe qui éclaire toute l'anatomie descriptive et en fait comprendre toute l'importance.

Nous n'avons pas l'intention de refaire ici ce qui a déjà été très bien fait par Hirschfeld, Sappey et tant d'autres, et nous ne rappellerons de l'anatomie proprement dite que ce qui sera indispensable pour l'intelligence de notre sujet : nous ne referons pas non plus l'exposé des principes de la mécanique élémentaire que tout le monde connaît, et, dans notre travail sur le mécanisme du corps humain, nous supposerons acquises toutes les notions nécessaires de mécanique et d'anatomie. Cette étude nous paraît combler un vide, et nous croyons qu'elle présente un réel intérêt pour le médecin et le chirurgien, pour l'orthopédiste, pour les maîtres et les parents qui ont charge d'enfant.

En effet, pour le chirurgien, et encore plus pour le patient, il n'est pas indifférent que celui-là s'efforce, dans le cours d'une opération, de conserver la plus grande somme de forces et de mouvements possibles : le chirurgien devrait donc, non pas travailler en grand, comme on l'a fait trop souvent, mais chercher à respecter, à restaurer les agents moteurs les plus importants, ou ceux qui peuvent les suppléer : « *Découdre est bien, recoudre est mieux.* »

Le médecin, à qui souvent on présente un enfant

pour une affection anodine quelconque, doit reconnaître de bonne heure les anomalies, les asymétries, la non-concordance dans le développement du corps ; l'orthopédie doit être avant tout préventive et l'orthopédiste lui-même ne sera qu'un mécanicien, un serrurier quelconque, plus ou moins habile, ne pourra être l'auxiliaire intelligent du médecin ou du chirurgien s'il n'a pas les notions d'anatomie fonctionnelle nécessaires à la compréhension nette du but à remplir.

Les maîtres et maîtresses d'école, les parents, devraient aussi être capables de surveiller le développement corporel des enfants, de comprendre le danger de certaines attitudes vicieuses, de prévenir leurs effets. Quant les parents viennent nous dire que leur enfant à une épaule plus grosse que l'autre, il est trop tard, la scoliose est établie. Nous voudrions voir faire dans toutes les écoles publiques, deux fois par an, une inspection, une sorte de revision corporelle de tous les enfants et provoquer, d'après cet examen, toutes les mesures utiles et nécessaires pour surveiller et déterminer le développement harmonique du corps humain.

Cette inspection serait au moins aussi utile que les inspections scolaires faites en vue de s'assurer du degré de l'instruction des élèves.

Les anciens, qui avaient le plus le sentiment de la beauté, les Grecs, ont été le plus grand, le plus noble, le meilleur et le plus utile des peuples. Le culte de la beauté est moralisateur : on aime le beau en tout, et le beau consiste dans l'harmonie physique et morale ; et si tous ne peuvent atteindre au même degré de beauté, tous nous devons y tendre et prendre pour but de nos efforts cette belle maxime de l'humanité : « *Mens sana, in corpore sano* » — « Un esprit bien fait dans un corps bien fait. »

L'HOMME

ÉQUILIBRE ET MOUVEMENTS

CHAPITRE I

I. — Considérations générales sur l'évolution des êtres.

On ne saurait méconnaître, dans la série infiniment variée des êtres vivants, la loi du perfectionnement, ou mieux de l'adaptation organique pour le rôle qu'ils ont à remplir. C'est à Lamarck que l'on doit la découverte des grandes lois de la création progressive des êtres : c'est lui le premier qui, avant Darwin et mieux que lui, a su formuler les règles suivies par la nature créatrice et transformatrice.

Lorsque l'organisation d'un être est simple, il est extrêmement facile d'y apporter des modifications qui, tout de suite, deviennent caractéristiques : mais à mesure que l'organisme se complique, la variante

est plus difficile à former et ne se produit plus que
dans le petit détail; c'est pourquoi, à l'origine, nous
voyons tant d'espèces d'organismes cellulaires innom-
brables, inconnues d'hier, célèbres aujourd'hui, qu'on
ne sait au juste où classer : sont-ils végétaux, animaux, ces microbes qui nous tuent ou nous font
vivre suivant qu'ils influencent en bien ou en mal la
vie de nos cellules? Ils sont les plus simples manifestations de la vie autonome et nous ne savons encore rien ou presque rien d'eux, si ce n'est qu'ils
sont en nous, en dehors de nous, partout, bons ou
mauvais, faibles ou puissants, anodins ou dangereux, sans que nous puissions savoir ou dire comment et pourquoi se produisent ces étonnantes, simples et dangereuses transformations. Dans le bas de
l'échelle des êtres, les variations sont infimes et suf-
fisent cependant à provoquer des différenciations
qui, peu à peu, constituent les variétés, les espèces, les
genres, etc. Ces variétés se sont produites sous l'influence de la nécessité, du besoin et du milieu. La
nature se crée toujours et toujours se transforme :
elle ne connaît pas le repos qui, pour elle, serait la
mort, la fin de tout. C'est ainsi que l'organisme humain n'est arrivé à son degré actuel de perfectionnement que peu à peu et que, construit sur un même

type général, bien tranché, il permet toutefois des variations extrêmement nombreuses, portant non-seulement sur les grosses apparences, mais aussi sur toutes les cellules organiques, et, en particulier, chez les races les plus cultivées sur les cellules de l'écorce cérébrale. Chaque cellule de fonction et d'ordre quelconque est un individu susceptible d'éducation et de progrès, et ce sont ces progrès auxquels prennent part des groupes cellulaires tout entiers qui déterminent les évolutions, les modifications des parties de l'organisme dans tel ou tel sens. C'est ainsi que peu à peu s'est compliquée, différenciée, spécialisée, la contexture, l'architecture et le fonctionnement des êtres vivants, et qu'en particulier tel organe de support est devenue nageoire, patte, aile, bras, pied ou main.

Tout être animé est une machine autonome dans laquelle on peut toujours distinguer deux parties essentielles, quelque rudimentaires qu'elles soient, répondant l'une à la vie organique, l'autre à la vie de relation. Chez les animaux supérieurs par exemple, les phénomènes de la digestion, de la circulation, constituent la vie organique : ils sont nécessaires, indispensables; dès qu'ils cessent de se manifester, l'être cesse d'exister; les faits de mo-

tilité, de transport d'un point à un autre, appar-
tiennent à la vie de relation, et celle-ci peut-être
réduite à une très simple expression, par exemple chez les paralytiques, sans que la vie organique,
compromise il est vrai, cesse immédiatement. La
partie organique, végétative en quelque sorte, est
donc en réalité la plus importante : c'est elle qui
fait l'être animé, qui en est le substratum.

La partie du corps chargée de la vie de relation
ne vient qu'en seconde ligne comme importance, et
chez les être les plus rudimentaires, son rôle est
tellement réduit qu'on peut se demander si réellement il y a lieu d'en parler : mais là encore elle
existe, car le microscope nous permet de distinguer les mouvements amœboïdes des cellules et des
micro-organismes, et l'existence sur ces cellules de
cils vibratiles, de flagella, etc., qui sont en réalité
des organes de locomotion et de relation. Toutefois, à mesure qu'on s'élève dans l'échelle des
êtres, on constate que la vie organique présente
bientôt les mêmes caractères avec le même degré de
perfectionnement ; ainsi les organes et les phénomènes chimiques de la digestion sont les mêmes
dans l'immense majorité des mammifères : un
chien digère comme un homme ; tandis que les or-

ganes de la vie de relation présentent beaucoup
plus de variété et se perfectionnent de plus en plus
en se spécialisant davantage suivant le milieu dans
lequel l'animal devra principalement évoluer : sur
terre, dans l'eau ou dans l'air. Enfin, tout en haut
de l'échelle, se présente une dernière différenciation
par la création d'organes spéciaux pour l'accomplisse-
ment et la traduction d'actes purement intellectuels.

En fait, comme le rôle primordial, imposé à tout
être animé, est d'entretenir sa vie, cet être doit :
1º se nourrir; 2º choisir, chercher ou aller chercher
sa nourriture là où elle se trouve. Sa constitution
doit donc satisfaire à ces deux rôles, et c'est pourquoi, en effet, on constate en dernière analyse que
l'être animé est un composé de deux parties intimement dépendantes l'une de l'autre, l'une se nourrissant et nourrissant l'autre et celle-ci transportant
celle-là dans les endroits où elle peut trouver la
nourriture et les matériaux nécessaires à son en-
tretien.

II. — Considérations générales sur l'équilibre.

Tous les organes préposés à cette double fonction
de nutrition et de relation subissent nécessairement
les lois de la pesanteur : leur équilibre et leurs

mouvements sont donc régis par les lois générales
de la mécanique, et c'est l'étude élémentaire de ces
questions chez l'homme que nous nous proposons
d'entreprendre. Les premières considérations mécaniques à envisager pour les corps sont celles qui ont
trait à leurs conditions d'équilibre stable.

Aucun corps, animé ou non, n'échappe à ces
lois de l'équilibre, puisque tous ils sont pesants;
toutefois, il importe ici d'établir une distinction capitale entre les objets animés et ceux qui ne le
sont pas.

Ces derniers, nous le savons, ne peuvent d'eux-mêmes, en vertu du principe de l'inertie, modifier
leur état d'équilibre ou de mouvement relatif : une
modification quelconque ne peut être produite que
par l'action d'une force extérieure, indépendante du
corps inanimé. Au contraire, un objet animé qui, en
tant que matière, est soumis au même principe
d'inertie, possède en lui-même, par le fait qu'il vit,
une puissance intrinsèque, une force qui lui permet
de modifier, presque à volonté, mais toutefois dans
certaines limites, son état d'équilibre ou de mouvement (1).

(1) Tout dernièrement l'Académie des Sciences a discuté
sur cette question : Pourquoi le chat, jeté d'une hauteur suf-

L'association mécanique des deux appareils de nutrition et de relation est réalisée par des procédés différents suivant que l'être vivant doit ou non se déplacer pour trouver sa nourriture et qu'il vit sur terre, ou dans l'eau, ou dans l'air : elle est aussi modifiée, influencée pour un milieu vital donné, par le niveau ou la profondeur auxquels l'animal doit vivre. En règle générale, les deux appareils sont solidarisés, réunis dans une même enveloppe plus ou moins résistante.

Ainsi, sans remonter trop haut, que voyons-nous, par exemple chez le ver de terre : un long tube digestif avec les organes de circulation et de reproduction ; le tout est enfermé dans une longue gaine, enveloppe musculaire élastique dont les contractions et les dilatations alternantes permettent à l'animal de ramper et d'aller où il veut.

Chez d'autres êtres, l'enveloppe protectrice devient plus rigide et cesse d'être contractile : mais elle se

fisante dans l'espace, retombe-t-il toujours sur ses pattes ?

Ce fait était en effet contraire à un théorème connu sous le nom de principe des aires, exact en lui-même, mais inexact en ce sens qu'il ne tenait pas compte des forces animées, et de la possibilité pour le chat de modifier la position de ses membres et ses conditions d'équilibre de façon à faire un tour sur lui-même.

subdivise en segments plus ou moins nombreux reliés entre eux par une peau souple qui leur permet
de s'incliner les uns sur les autres. Ici, la reptation
n'est plus possible et pour sa locomotion, l'animal
est muni d'un certain nombre de paire de pattes
correspondant au nombre des segments. Ces pattes
rigides servent tout à la fois de moyen de support
et de transport : et comme souvent leur nombre
est plus que suffisant pour ne servir qu'à l'équilibre
et à la locomotion, certaines d'entre elles s'essayent
à un nouveau rôle et se modifient, se tranforment
pour le remplir aussi bien que possible ; elles deviennent les agents délicats du tact, de la direction
ou de la préhension.

Lorsque les organes de nutrition deviennent
plus nombreux, plus compliqués, plus lourds,
il faut les fixer, les maintenir en place; et on
voit apparaître une sorte de chaîne solide, de
tige tout à la fois résistante et assez souple à laquelle
sont accrochés tous les organes de nutrition et leurs
annexes.

Cette tige est formée de segments appelés vertèbres, elle peut être simplement juxtaposée à l'appareil digestif et recouverte avec lui d'une enveloppe
charnue constituant le tégument externe de l'animal

(fig. 1) ou bien elle peut être supportée par des tréteaux osseux, plus ou moins hauts, qui sont les
moyens de locomotion de l'animal. La position de
cette tige sur les tréteaux de soutènement peut être
horizontale, oblique ou verticale; ses conditions

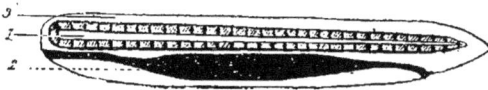

Fig. 1.

1. Chaîne ou tige vertébrale à laquelle est rattaché l'appareil
   de nutrition.
2. Appareil de nutrition.
3. Enveloppe charnue unifiant le tout.

d'équilibre et son mode de transport varieront avec
ces différentes positions. Il en résulte, pour les ver-
tébrés supérieurs, une sorte de caractéristique mécanique :

Chez les quadrupèdes, la tige est horizontale ;

Chez les oiseaux, elle est oblique ;

Chez l'homme, elle est verticale ;

Ces divisions ne sont certes pas absolument tran-
chées et il existe des espèces, en quelque sorte mix-
tes, qui servent de pont, de trait-d'union entre ces
différentes classes, de manière à établir une chaîne
ininterrompue dans la création et la filiation des êtres :
d'ailleurs l'adaptation de l'être au milieu dans lequel

il doit vivre explique toutes les variations possibles dans le type primaire.

Chaque animal transporte ses organes vitaux ; mais si le mode de transport est quelque peu différent, il peut toujours être ramené à l'un des trois types indiqués plus haut lesquels, d'ailleurs, ne sont que des modifications ou des perfectionnements du type à chaîne horizontale (fig. 1).

Supportons cette tige à chaque extrémité par une sorte de tréteau et nous obtenons le quadrupède

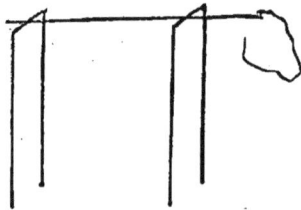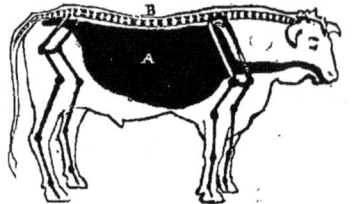

Fig. 2.   Fig. 3

A. Appareil de nutrition.
B. Appareil de support et de transport.

(fig. 2 et 3). Les membres antérieurs et postérieurs servent au transport.

Inclinons la tige sur le tréteau d'arrière pendant que celui de devant se relève avec la tige médiane (fig. 4 et 5), et nous aurons le type bipède de l'oiseau dans lequel la paire antérieure d'organes locomoteurs,

ne devant plus prendre appui sur terre, change de
forme et de disposition tout en gardant le même
usage pour le transport de l'individu. Les membres
antérieurs ne servent plus comme supports; les
postérieurs servent encore à la fois comme supports
et comme moyens de transport.

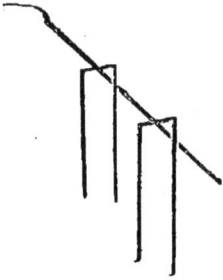

Fig. 4.

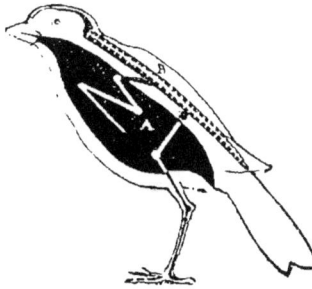

Fig. 5.

A. Appareil de nutrition.
B. Appareil de support et de transport.

Enfin, redressons la tige verticalement sur le
tréteau qui la supporte à l'arrière et nous obtenons
le type homme (fig. 6 et 7) : la paire des membres
antérieurs, devenus supérieurs, ne sert plus à la
locomotion. Leurs usages deviennent extrêmement
variés en même temps que leur construction, leur
architecture se complique et se détaille pour permettre au mouvement de se détailler et de varier à

l'infini. L'organe-support du quadrupède est devenu chez l'homme l'organe du geste et de la description, traducteur de la pensée, de la volonté.

La condition nécessaire pour qu'un corps soit en équilibre stable est que la résultante du centre de gravité de ce corps passe à l'intérieur du polygone

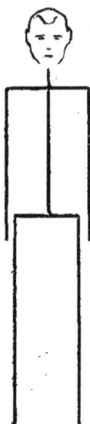 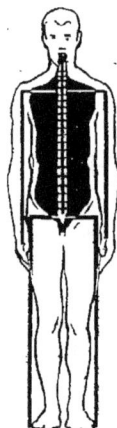

Fig. 6.   Fig. 7

de sustentation formé par ses points d'appui : dès que cette résultante sortira du polygone, l'équilibre ancien sera détruit et le corps prendra une nouvelle position d'équilibre, différente de la première et satisfaisant encore à la même condition de stabilité. Il est évident que la position d'équilibre n'est pas indifférente, et qu'il faut, suivant le besoin, pouvoir faire prendre à un objet telle ou telle position avantageuse ou utile : un objet difficile à déranger de sa position d'équilibre est beaucoup moins maniable, moins utilisable qu'un autre plus mobile quoique encore stable : mais aussi la mobilité croît aux dépens de la stabilité. Ainsi, considérons une table supportée par quatre montants déterminant le polygone au milieu duquel passe la verticale du centre de gravité : elle est en équilibre stable et il faudrait une force considérable, proportionnellement à son poids, pour changer sa position d'équilibre et lui en donner une nouvelle.

Considérons maintenant la même table redressée sur deux montants, les deux autres étant supposés rabattus verticalement : elle est, dans cette position, beaucoup plus mobile et, quoique ayant toujours le même poids, il suffira d'une force beaucoup plus faible pour lui donner une nouvelle position d'équilibre; mais en même temps, sa stabibilité a considérablement diminué, en raison directe de la diminution de surface de son polygone de sustentation qui se trouve limité par les pieds étroits des deux montants en contact avec le sol.

Ces considérations générales étaient nécessaires avant d'aborder le fond même de notre étude relative à l'homme.

III. — Conditions d'équilibre d'une tige :
1° Homogène.
2° Non homogène.

Si l'on considère une tige verticale cylindrique de petit diamètre, comme une tringle d'acier, le centre de gravité G est situé sur le milieu de l'axe et la ré-

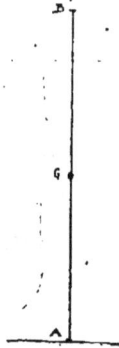

Fig. 8

Tige homogène, droite et segmentée.
G. Centre de gravité.

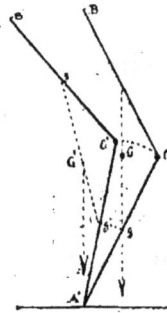

Fig. 9

g_1g_2 Centre de gravité partiels ;
g_1 g_2 Centres de gravité redressés pour l'équilibre ;
G′ Point d'application de la résultante, dans la position d'équilibre.

sultante de la pesanteur, étant aussi verticale, se confond avec l'axe, de sorte que la tige est en équilibre sur sa base, si étroite qu'elle soit (fig. 8).

Prenons la même tige, coudée en son milieu

suivant un angle quelconque : le centre de gravité de chaque partie se trouve en son milieu
(fig. 9 : g_1 g_2) et le centre de gravité du système se
trouve au milieu de la droite qui joint les points centres de gravité particls (g_1 g_2), c'est-à-dire en G.
C'est en ce point qu'est appliquée la résultante des
actions de la pesanteur sur la tige coudée AOB et
l'on voit que la direction de cette résultante passe
en arrière de la base A, de sorte que la tige n'est
pas en position d'équilibre et va tomber en arrière
de A. Elle ne peut être en équilibre que si les deux
composantes partielles passant par g_1 et g_2 tombent
ainsi à égale distance de A, l'une en avant, l'autre en

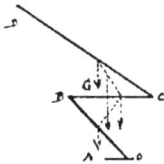

Fig. 10

Les petites flèches indiquent les résultantes partielles des segments : celle
appliquée en G est la résultante totale et passe par la base A.

arrière, car dans ce cas la résultante, partant de G',
passe par la base A, comme l'indique la position
A'O'B'. Partageons maintenant cette tige en plusieurs parties coudées en Z (fig. 10).

Chaque résultante partielle passe par le milieu de
chaque segment. Or, si tous les segments sont égaux
et inclinés l'un sur l'autre également, les résultantes
seront toutes dans le prolongement l'une de l'autre
et la tige ne saurait être en équilibre ; car, d'après le
cas précédent, pour chaque coude, les forces appliquées doivent se composer de manière à déterminer
une résultante unique dont la direction passe par
la base A, comme l'indique la figure 10.

On voit que les segments dans ce cas ne sauraient,
à la fois, être égaux et également inclinés l'un sur
l'autre ; il faut, ou bien que les segments angulaires
soient inégaux, ou bien qu'ils soient inégalement inclinés les uns par rapport aux autres.

IV. — Équilibre du corps humain, debout, coudé, accroupi.

Eh bien, nous pouvons facilement assimiler
l'homme à la tige dont nous venons d'étudier les
conditions d'équilibre. En effet, dans la station debout l'homme est une sorte de tige verticale : sa
base de sustentation est représentée par le trapèze

isocèle que l'on forme en réunissant, par deux lignes droites, les extrémités antérieures et postérieures de ses pieds; le centre de gravité du corps humain se trouve à peu près à la hauteur de l'ombilic, sur l'axe médian et la verticale de ce point tombe à l'intérieur de ce trapèze. Dans le second cas, quand l'homme s'incline, se coude au niveau du bassin, il forme une tige à deux segments : le centre de gravité, situé dans le segment supérieur, se porte en avant par suite de l'inclinaison donnée au corps. On voit que la résultante tend à sortir en avant du trapèze de sustentation et que, pour combattre, contrebalancer cet effet, le segment inférieur de la tige devra s'incliner en sens contraire pour reporter en arrière le centre de gravité et rétablir ainsi l'équilibre compromis, comme l'indique la figure 11.

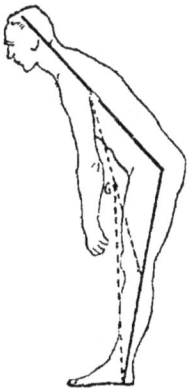

Fig 11
Equilibre du corps penché

Enfin l'homme se trouve dans la troisième position lorsqu'il s'accroupit : les différents segments sont formés : 1° par les pieds ; 2° les jambes fléchies sur les pieds : 3° les cuisses fléchies sur les jambes en sens inverse et enfin, 4° le tronc fléchi sur les cuisses en sens inverse de leur flexion sur les jambes. Ce dernier segment est le plus considérable et, dans cette position, le corps est presque en état d'équilibre instable, surtout parce que, pour reporter en avant le poids du corps, les pieds ne reposent guère sur le sol que par une partie de leur surface, par la partie plantaire sous-métatarsienne (fig. 12).

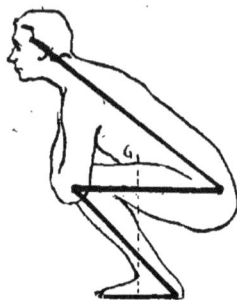

Fig. 12
Equilibre accroupi

V. — Distinction entre la moitié supérieure et la moitié inférieure du corps.

Il importe de faire remarquer ici, de suite, que les différents segments du corps doivent être séparés en deux catégories, à cause de leur différence de construction, d'architecture. En effet, tandis que les pieds, les jambes et les cuisses forment, pour ainsi dire, trois segments rigides, conservant toujours la même apparence linéaire, la même forme, le seg-

ment supérieur présente une flexibilité et une souplesse remarquables qui lui permettent de se courber
en avant, en arrière et latéralement et, par conséquent, de porter à droite ou à gauche une partie de
son poids, de sorte que le centre de gravité du corps
tout entier suit, dans ses déplacements, le centre de
gravité du segment supérieur qui, dès lors, entraîne
à son tour un changement de position, un déplacement du segment inférieur, pour rétablir l'équilibre.
Ainsi, lorsqu'un acrobate s'ingénie à faire tenir sur
le bout de son nez, par exemple, une canne ou un
objet quelconque, il n'a d'autre souci, au moindre
déplacement de sa canne, que de placer son nez
immédiatement au-dessous du centre de gravité de
la canne. C'est la base qui court, se déplace continuellement, cherchant à rencontrer la résultante du
poids de l'objet. Il en est de même pour le corps
humain ; c'est le segment inférieur, organe de support et de transport, qui vient se placer sous le
segment supérieur, organe supporté et transporté.
Celui-là devra donc être étudié à deux points de vue
différents :

1º Comme moyen de sustentation, d'appui ;

2º Comme moyen de transport.

VI. — Partie fixe ou support inférieur.

Cavité articulaire du fémur. Axe d'oscillation.

Il est utile de donner ici un rapide aperçu de l'ensemble mécanique formé par ces deux portions du corps.

Le segment inférieur est formé par les deux piliers symétriques et symétriquement placés que représentent dans leur superposition :

1° Les pieds ou base de sustentation ;

2° Les jambes, tibia et péroné ;

. 3° Les cuisses, c'est-à-dire le fémur.

Ce dernier est un os coudé formant, en quelque sorte, arc-boutant, pour soutenir le segment supérieur qui présente, dans son ensemble, la forme d'un cylindre à base elliptique, plutôt que circulaire, comme le représente le schéma (fig. 13). On sait que le fémur s'articule avec le bassin par une articulation à coquille, c'est-à-dire par une surface sphérique convexe, exactement emboîtée dans une cavité sphérique de même rayon, dans laquelle elle peut tourner, sinon dans tous les sens et complète-

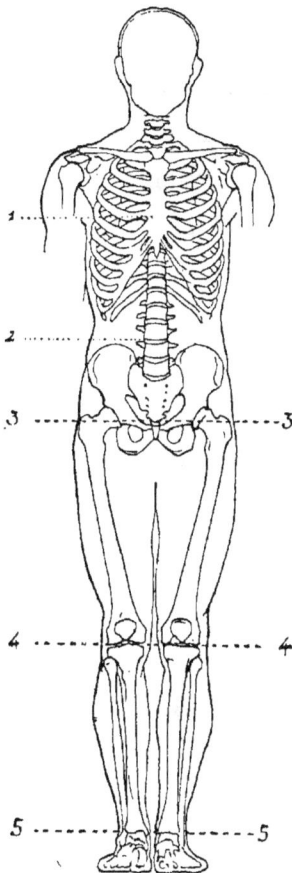

Fig. 13.

Corps humain demi-schématique.

1. Cage thoracique.
2. Région vertébrale lombaire analogue à la région cervicale.
3. Premier axe de flexion : Flexion en arrière.
4. Deuxième axe de flexion : Flexion en avant.
5. Troisième axe de flexion : Flexion intermédiaire et plutôt en arrière.

ment, du moins dans beaucoup de directions et en décrivant des angles à grande ouverture, surtout dans le plan antéro-postérieur, où l'angle atteint 180°, ou à peu près, pour les positions extrêmes des mouvements d'extension et de flexion. Cette cavité sphérique est décrite sous le nom de cavité cotyloïde de l'os iliaque ou de la tête fémorale.

La droite qui joint les centres de ces deux cavités est l'axe horizontal autour duquel tourne le tronc, en s'inclinant sur le support inférieur. Au-dessus de cet axe se trouve la partie oscillante du corps.

VII. — Partie supérieure ou oscillante.

Bassin.

Nous verrons tout à l'heure que si l'axe théorique vertical du corps coupe nécessairement l'axe horizontal, l'axe matériel, qui ne saurait être réduit à une simple ligne, ne se confond pas avec celui-ci dans toute sa longueur et que ses *dimensions en largeur et en épaisseur* sont telles qu'il occupe, non pas le centre du cylindre, mais un secteur du cy-

lindre, ainsi que l'indique la coupe suivante du
tronc (fig. 14).

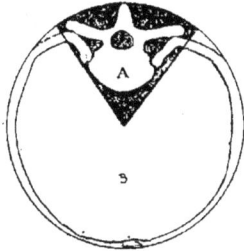

Fig. 14

A. Secteur angulaire qui, horizontalement chez le quadrupède, verticalement
chez l'homme, constitue la tige rachidienne, partie solide du tronc.
B. Cavité réceptrice des organes de nutrition.

Il faut aussi observer que la constitution des
parois du cylindre n'est pas la même dans toute sa
hauteur, ni sur tout son contour. La partie supérieure, qui forme la cage thoracique, ouverte par le
bas, est, en quelque sorte indéformable. Limitée en
arrière par les vertèbres, en avant par les arcs costaux, ses parois sont bien douées d'une certaine
élasticité, qui lui permet de prendre les différences
d'amplitude et de capacité nécessitées par le jeu
respiratoire des poumons, dont le volume augmente
ou diminue suivant qu'il y a inspiration ou expiration d'air; mais la partie inférieure ou abdominale
est presque totalement musculaire, souple, compressible, déformable, sauf en arrière, où elle est aussi

3

représentée par la tige osseuse du rachis. Cette disposition particulière permet au corps de s'incliner en avant, latéralement et même un peu en arrière, surtout chez certains sujets dont l'éducation, l'assouplissement des muscles et des articulations ont été particulièrement soignés, entretenus et développés de très bonne heure, dès l'enfance par exemple chez les clowns, acrobates, désossés ou hommes serpents qu'on exhibe en public.

Ainsi donc la colonne vertébrale doit être considérée comme une tige, susceptible non seulement de flexion, d'inclinaison en divers sens, mais aussi de torsion latérale ; c'est un axe vertical dont les mouvements peuvent se produire indépendamment de l'axe horizontal passant par les têtes fémorales et les centres des cavités cotyloïdes.

VIII. — Positions relatives de l'axe horizontal et de l'axe vertical pour l'équilibre.

Ces deux axes doivent nécessairement se couper, passer par le même point, formant ensemble un angle droit ; car la pression exercée par l'axe vertical sur l'axe horizontal doit être détruite par la résistance de ce dernier, et elle ne peut être entièrement

détruite que si elle s'exerce directement et normalement sur lui. Bien entendu, nous faisons ici
abstraction de la forme réelle et nous raisonnons
sur des axes théoriques, linéaires ; mais pour n'être
pas matériels, ces deux axes n'en existent pas
moins virtuellement : par suite on doit les considérer comme réels. Nous devons donc envisager les
différents cas qui peuvent se produire suivant leurs
positions relatives l'un à l'autre. Appelons VV' l'axe

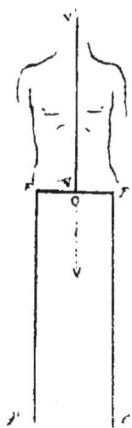

Fig. 15

VV'. Axe vertical tombant perpendiculairement sur le milieu O de l'axe
    horizontal d'oscillations FF'.
FP, F'P' sont les montants qui supportent l'axe horizontal et en reçoivent
    la pression.

vertical, FF' l'axe horizontal, PP' les montants
verticaux représentant les jambes. Dans le premier
cas (fig. 15), l'axe vertical tombe normalement

sur l'axe horizontal en son milieu O ; il y a équilibre, car la poussée de VV', appliquée en O, se décompose en deux forces égales et parallèles, dirigées suivant les montants PF, PF', qui, par leur rigidité et leur résistance à l'écrasement y font facilement équilibre.

Dans le deuxième cas supposons que VV' tombe en avant de FF' (fig. 16), la droite VO représente le

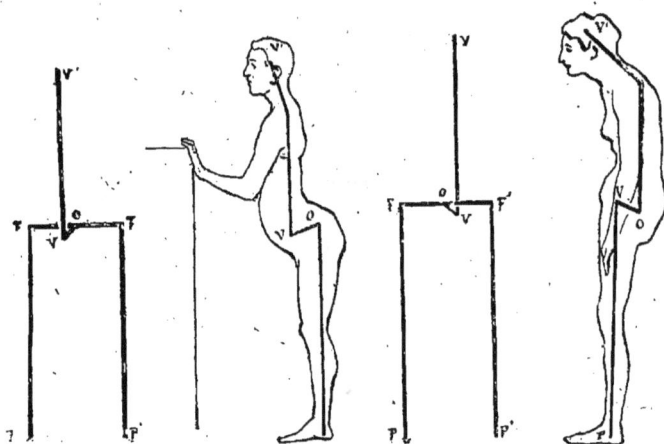

Fig. 16   Fig. 17

bras de levier sur lequel agit le poids de VV' pour faire tourner le corps, de sorte que l'axe rachidien est de plus en plus sollicité à s'incliner, à fléchir en

avant. Cet effet est manifeste chez certains sujets
atteints de cyphose et qui présentent une sorte d'ensellure à la hauteur des hanches.

Dans le troisième cas (fig. 17), le même effet se
produit en arrière; il est beaucoup plus rare de l'observer en raison de l'architecture particulière de la
colonne vertébrale, sur laquelle nous aurons lieu de
revenir longuement.

Dans ces trois exemples, nous avons admis que
les piliers étaient symétriques, que la pression de
l'axe VV' s'exerçait exactement au milieu de FF', en
avant ou en arrière : mais l'observation, malheureusement, nous apprend que le développement du corps
n'est pas toujours symétrique : cette asymétrie peut
tenir à bien des causes, les unes purement physiques; les autres et bien plus souvent, pathologiques.
Les attitudes vicieuses, par leur répétition et par
l'habitude, par exemple la position hanchée, debout
ou assise, si fréquente chez les enfants, font porter
le poids de VV' plus d'un côté que de l'autre; celui
des montants FP ou FP', qui est ainsi surchargé,
pourra fléchir, soit dans sa continuité, soit dans ses
points articulaires, et nous verrons se produire tout
une série de déformations variées, de coudes et d'in-
curvations, qui auront leur retentissement sur le

reste du système ; il suffit ici d'en indiquer quel-
ques-unes (fig. 18).

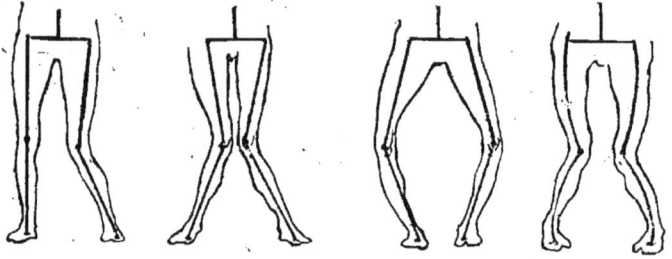

Fig. 18

Déformations diverses des supports de l'axe horizontal.

IX. — Base d'implantation de l'axe vertical ou supérieur sur l'axe horizontal ou inférieur.

Bassin.

Matériellement parlant, l'axe VV′ seul existe ;
l'autre, FF′, représente le grand axe d'une ellipse
réelle, effective, dont le plan est fortement incliné
sur la verticale et l'axe VV′ tombe, prend insertion,
sur l'arc supérieur de cette ellipse. On conçoit facilement que cette inclinaison variera dans toutes les
anomalies signalées plus haut et que la seule position normale est celle dans laquelle l'axe rachidien
tombe perpendiculairement au sommet de l'arc supérieur, de manière que le petit diamètre transverse

de l'ellipse fasse, en quelque sorte, suite à l'axe vertical. Cette ellipse, c'est le contour du bassin : sacrum en haut, os iliaque latéral et arc des pubis en bas et en avant.

On voit déjà toute la corrélation mécanique qui existe entre ces deux parties du corps humain : la colonne vertébrale et le bassin.

Remarquons de suite qu'en raison de l'insertion rachidienne sur l'arc postéro-supérieur du bassin et de la charge particulière qui en résulte, cet arc doit être nécessairement plus fort, plus résistant, plus massif, que l'arc antéro-inférieur. Quant au mode d'implantation, il se fait en forme de coin entre les deux demi-arcs latéraux iliaques. Nous reviendrons en son temps sur cette insertion, sur son mode d'action vis-à-vis du contour et de la forme du bassin, chez l'homme et la femme, et chez cette dernière principalement, lorsqu'elle est en état de grossesse, et nous étudierons, à ce moment, le mécanisme qui préside à l'élargissement du bassin dans tous ses diamètres.

Nous avons essayé de résumer dans un dessin schematique du corps humain (fig. 13, page 31), les considérations théoriques énoncées précédemment.

X. — Équilibre de l'axe rachidien.

La solidarité mécanique entre la partie supérieure du corps et l'axe rachidien est telle que pour déterminer les conditions d'équilibre du corps tout entier, il suffira d'étudier celle de l'axe rachidien sous l'action des forces constantes qui y sont appliquées et qui sont représentées par le poids des organes somatiques accrochés à cette tige. Pour plus de clarté et de simplicité, considérons d'abord une tige homogène, flexible, parfaitement élastique et fixée, par son extrémité inférieure. Si l'on applique, en un point de cette tige verticale, une force horizontale quelconque, la tige s'infléchira suivant le sens de la force et la réaction élastique se produira en sens inverse. L'inflexion sera d'autant plus grande que la force appliquée latéralement sera plus considérable : mais tant que l'on n'aura pas dépassé sa limite d'élasticité, la tige reprendra sa position première dès que la force cessera d'agir.

Si, par une action trop puissante ou de trop longue durée, la limite d'élasticité a été franchie, la tige ne pourra plus reprendre sa position première et elle restera fléchie, ayant subi une modification moléculaire qui, de passagère d'abord, sera devenue permanente : la tige ne se redressera plus.

Le même effet se produira si l'on applique au sommet de la tige, un poids quelconque, inégalement réparti sur les différents diamètres de la section supérieure ; il y aura inflexion du côté où le poids sera plus largement distribué. On démontrerait facilement, d'ailleurs, que, dans ce cas, l'effet d'inflexion est le même que sous l'influence d'une force latérale appliquée horizontalement comme plus haut.

Tout ce que nous venons de dire s'applique à une tige élastique homogène : peut-on raisonner de même pour une tige non homogène, formée de plusieurs segments, comme, par exemple, une pile de cylindres superposés les uns aux autres? A priori, les conclusions ne sauraient être absolument les mêmes.

XI. — Forme et disposition discoïde de la tige
Eléments solides indéformables
Eléments souples, élastiques, déformables

Si l'on forme une pile avec des éléments cylindriques ou cubiques, ou mieux, avec des disques solides, rigides, exactement et simplement placés

les uns au-dessus des autres, on aura une colonne
qui présentera la même apparence que la tige homogène, dont il a été question plus haut, mais elle
offrira beaucoup moins de résistance que celle-ci à
toute poussée horizontale ou oblique ; ce n'est que
dans le sens vertical qu'elle aura la même résistance

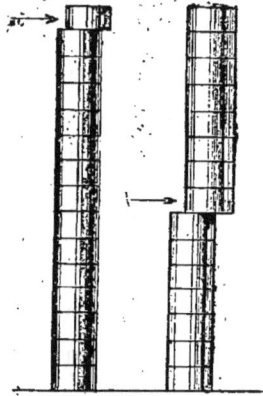

Fig. 19

à l'écrasement. En effet, si l'on applique un poids
sur le disque du sommet, cette force n'a pas d'autre
action que de peser sur les éléments situés au-dessous et, par suite, d'augmenter leur solidarité ; il
n'en serait plus de même si la pression ne s'exerçait
pas directement suivant l'axe : il y aurait, dans ce
cas, inflexion en masse et rupture d'équilibre,
comme dans le cas d'une poussée latérale (fig. 19).

Car si, par exemple, on applique au segment, au disque supérieur, une poussée horizontale suffisante, cet élément va se déplacer et quittera la pile : il en serait de même pour les éléments sur lesquels on exercerait la poussée ; la seule cause qui rendra leur déplacement plus ou moins difficile sera le plus ou moins d'adhérence contractée avec les éléments adjacents; adhérence due à la pression exercée par le poids de tous les éléments situés au-dessus du disque considéré et, par conséquent, croissant proportionnellement à leur nombre ou à la distance de ce disque au niveau supérieur de la pile. Tant que la poussée latérale restera inférieure à cette force adhérentielle, la pile restera en équilibre, mais, dès qu'elle lui sera supérieure, les éléments soumis à cette poussée sortiront de la pile qui sera ainsi rompue et décapitée. On se rend bien compte qu'une pareille colonne n'a qu'un faible pouvoir élastique et oscillatoire et qu'elle ne saurait former un tout solidaire, condition nécessaire de l'équilibre oscillant, puisque ses éléments tendent, à la moindre inclinaison, à glisser l'un sur l'autre, en raison de leur indépendance réciproque, de leur absence de lien.

Cette colonne n'a donc qu'une seule des propriétés

de la tige flexible : sa résistance à l'écrasement. .l
Elle peut supporter le même poids qu'une tige ho- -
mogène de même diamètre ; sous ce rapport, mais a
sous celui-là seulement, elle équivaut à un tout i
solidaire ; il n'en est plus de même dans tout autre ς
cas.

Que lui manque-t-il pour que l'équivalence continue? Deux choses essentielles : 1° la liaison ou
l'adhérence des éléments ; 2° l'élasticité, ou mieux,
la flexibilité.

Comme les disques cylindriques, considérés jusqu'ici, sont supposés solides, rigides et indéformables, ils ne peuvent être reliés. soudés les uns aux
autres par des parties aussi rigides, aussi indéformables, car une pareille colonne ne saurait avoir la
moindre flexibilité. Par conséquent, cette dernière
qualité ne peut être obtenue que par l'interposition
de disques élastiques déformables, alternant avec
les disques rigides indéformables. Les fibres de ces
disques intercalaires devront être intimement reliées,
soudées à la surface des disques rigides pour réaliser
cette solidarité sans laquelle la flexibilité ne saurait
être obtenue et qui, dès lors, se manifestera aux
dépens des disques élastiques déformables.

En effet, supposons une colonne de disques so-

lides subissant une poussée tout juste suffisante
pour l'incliner un peu sans la rompre, ni la renverser et voyons quelle sera la situation respective de
deux disques voisins : du côté de l'inclinaison, il y
a contact par le bord extrême des disques, l'équilibre est très compromis ; de l'autre côté, les deux

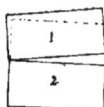

Fig. 20

Intervalle angulaire entre deux disques osseux

disques sont séparés par un petit intervalle angulaire, comme l'indique la figure 20.

On voit tout de suite que les disques intercalaires
élastiques auront justement pour but de combler ce
vide en conservant l'adhérence totale entre les disques
adjacents et de rétablir, de maintenir l'équilibre en
ramenant, par leur élasticité, dans la position horizontale, les disques solides auparavant inclinés l'un
sur l'autre.

CHAPITRE II

COLONNE VERTÉBRALE

I. — Actions exercées sur les disques osseux et élastiques.

Formes de ces disques.

Nous sommes donc amenés à constater que la colonne vertébrale doit être nécessairement composée de disques solides alternant avec des disques souples élastiques, pour répondre à toutes les conditions de la fonction qui lui incombe : soutenir le corps au repos et dans le mouvement. Dans la réalité, les disques solides ou osseux ne sont pas absolument indéformables, puisqu'ils se développent avec l'âge et passent de l'état cartilagineux à l'état osseux à mesure que se fait la calcification ; leurs faces et leurs bords sont toujours revêtus d'une couche de périoste assez épaisse, susceptible d'une certaine souplesse et, par suite, d'une certaine déformation, mais beaucoup moins que les disques intercalaires élastiques.

D'ailleurs, les déformations de ces deux ordres d'éléments se commandent mutuellement : les unes sont corrélatives des autres. Elles sont aussi de deux sortes ; il y a :

1º Elargissement des disques par compression verticale due au poids des éléments superposés ;

2º Transformation des disques élastiques en disques biconvexes, correspondant à une transformation complémentaire des disques solides en disques biconcaves.

En effet, la colonne vertébrale étant, en quelque sorte le porte-manteau du corps, en supporte tout le poids : ses éléments supérieurs et les organes qu'ils contiennent ou qui y sont fixés exercent une pression continue sur les éléments sous-jacents ; mais, suivant leur degré de résistance, de solidité, ces éléments subissent plus ou moins les effets de cette pression. Ce sont évidemment les disques élastiques qui seront le plus aplatis, le plus déformés.

L'effet produit tout d'abord sera de provoquer l'élargissement des disques élastiques qui déborderont les disques osseux sur tout leur contour (fig. 21),

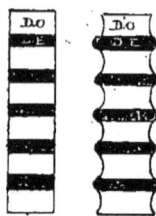

Fig. 21

D O. Disque osseux non déformé, colonne de gauche, et déformé à la colonne de droite.

D E. Disque élastique non déformé à la colonne de gauche, aplati à la colonne de droite.

pour former une sorte de bourrelet circulaire ; mais alors entre en jeu l'adhérence intime entre les fibres des disques élastiques et les fibres périostiques des disques osseux. Les premières sont partiellement retenues en place par les secondes qui, à leur tour, sont plus ou moins entraînées vers la périphérie, ce qui amène une déformation du disque osseux, dont les deux faces, supérieure et inférieure, sont plus larges que le corps même du disque. Enfin, les mouvements d'inclinaison de la colonne dans tous les sens, en avant, en arrière et latéralement, déterminent, du côté de l'inclinaison, une pression plus grande que dans tout autre point, de sorte que la partie centrale du disque élastique reste constamment sous la même pression et, par suite, garde la même épaisseur, tandis que les parties périphériques, situées aux extrémités d'un diamètre quelconque AB subissent, l'une, une pression plus considérable, l'autre, une pression moindre, et même une extension, ou inversement, comme le montre la figure 22.

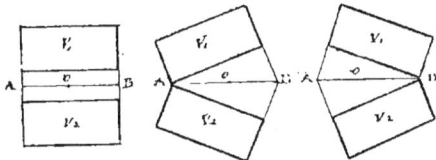

Fig. 22

V. Vertèbre.
O. Centre du disque élastique subissant toujours la même pression, tandis que les extrémités A et B sont ou comprimées ou étendues.

Sous l'influence de ces pressions alternativement variables et de l'adhérence des fibres élastiques aux disques osseux, le disque élastique, primitivement cylindrique, prend forcément la forme d'une lentille biconvexe, tandis que le disque osseux prend la

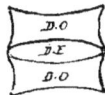

Fig. 23

forme d'une lentille biconcave, creusée d'une gouttière circulaire sur sa paroi (fig. 23).

4

Comme, d'autre part, il est évident que la pression exercée sur un disque quelconque croît avec le nombre et la hauteur des disques situés au-dessus, que la résistance à la pression, à l'écrasement, doit croître en même temps, que la résistance pour un corps donné est proportionnelle à la surface de contact, il faudra nécessairement que les disques inférieurs offrent une plus grande résistance, et par suite, une plus grande surface de compression que les disques supérieurs ; c'est pourquoi ceux-ci sont plus étroits, plus petits que ceux placés au-dessous, et que sous l'influence des seules actions de la pesanteur, la colonne vertébrale doit être formée par une série de disques de dimensions croissantes de haut en bas et aura, en définitive, la forme d'un tronc de cône et non celle d'un cylindre.

II. — Inclinaison de la colonne dans une direction constante sous l'influence d'une force constante.

Nous avons vu que la condition nécessaire pour qu'une colonne ou tige flexible se maintienne en équilibre stable est qu'elle subisse, dans toutes les directions passant par son axe, des actions égales et de sens contraire : on comprend très bien que si cette condition est remplie la tige restera verticale. Nous en trouvons un exemple manifeste dans un manège de chevaux de bois : sur la tige centrale qui sert d'axe est montée une sorte de couronne horizontale, de roue dont les rayons diamétralement opposés, portent à leur extrémité un certain nombre de tiges supportant les chevaux : chaque diamètre constitue donc un fléau de balance dont le point d'appui se confondant avec le centre de la roue, est situé sur l'axe vertical du manège et dont les bras de levier sont égaux en longueur et en poids. La résultante de ces deux forces verticales et parallèles est égale à leur somme, passe exactement par l'axe vertical, et se confond avec lui : elle n'a donc d'autre effet que de maintenir cet axe dans sa position d'équilibre ; il en est de même pour tous les autres diamètres tant que les conditions restent les mêmes et l'axe autour duquel tourne le manège n'est pas plus tiré ni incliné d'un côté que de l'autre. Si, au lieu de distribuer à peu près également les poids aux extrémités des mêmes diamètres, le maître de manège laissait monter plus de monde d'un côté que de l'autre, l'équilibre serait gravement compromis, l'arbre serait sou-

mis à des oscillations coniques de plus en plus considérables et ne tarderait pas à se renverser, entraînant tout le manège dans sa chute. Au lieu d'un poids
distribué circulairement tout autour de la tige, appliquons un poids unique agissant d'un seul côté, à
l'extrémité d'un seul diamètre, il est évident que la
tige, sollicitée par cette force, s'inclinera de son côté ;
si cette force agit d'une manière constante, l'inclinaison qui en résultera sera aussi constante et la tige
sera fléchie d'une manière permanente : il se produira même ce fait que le poids cessant d'agir, la
tige fléchie depuis trop longtemps ne reprendra plus
sa position verticale primitive, soit en raison d'une
transformation moléculaire correspondant à la position inclinée soit parce que, en raison d'une action
trop prolongée ou d'un poids trop considérable, la
force d'élasticité ou de flexibilité réactionnelle de la
tige est épuisée.

La colonne vertébrale se trouve exactement dans
cette dernière condition chez certaines catégories
d'individus exerçant un métier, une profession qui
les tient toujours courbés dans le même sens, par
exemple chez le paysan travaillant la terre, penché
ou accroupi pour bêcher, sarcler et ramasser les produits du sol pendant des journées entières. Peu à

peu sa colonne s'infléchit en avant sous la fatigue, et sur ses vieux jours il ne peut plus redresser cette pauvre colonne pour ainsi dire ankylosée, dont les disques ont perdu toute souplesse, toute élasticité et qui n'obéit plus à la traction des masses musculaires dorsales. Il en est de même chez le bicycliste acharné qui passe la plus grande partie de son temps, courbé en arc de cercle sur sa bicyclette trop basse de guidon : aussi bien signale-t-on chez cette catégorie de sportsmen ce qu'on appelle la scoliose ou plus justement la cyphose des vélocipédistes.

Ici, la cause est visible, tangible : ainsi qu'un jeune arbre, courbé sous un effort puissant et maintenu dans cette position, reste toujours courbé, de même l'enfant, le jeune homme que l'on oblige à prendre sur les bancs de l'école une position inclinée sur le pupitre, soit pour lire soit pour écrire, tend à se courber de plus en plus, à devenir régulièrement bossu. Qui n'a pas éprouvé bien des fois combien il est difficile de se redresser, après une longue séance de travail, assis et penché en avant? malgré cela, on pousse un soupir de soulagement et de bien-être quand on est arrivé à reprendre la position verticale ; on se sent respirer.

III. — Nécessité d'une force antagoniste de l'action de la pesanteur sur la colonne vertébrale.

Et cependant l'enfant, l'homme, n'ont pas besoin qu'on leur inflige le supplice lent d'une position anormale pour avoir des tendances à la déformation corporelle : nous y avons déjà une tendance naturelle due à la construction, au plan architectural de notre individu.

En effet, pour reprendre une comparaison qui, pour être un peu triviale, n'en est pas moins juste, la colonne vertébrale est une sorte de porte-manteau en avant duquel sont accrochés et pendent quantité d'organes pesants : les poumons, le cœur, le foie, les intestins, etc. Le poids de ces organes agit donc nécessairement comme une force constante qui tend à infléchir la colonne vertébrale, toujours en avant. Pour combattre les effets de cette force constante, à laquelle on ne peut se soustraire, il faut une autre force antagoniste, agissant exactement en sens contraire et d'une puissance au moins égale. Cette force nouvelle, nécessaire, existe en effet : mais elle diffère de la première parce qu'elle a une puissance variable, intermittente ou passagèrement durable, et qu'elle est sous la dépendance de notre volonté. Force essentiellement active en regard de l'autre essentiellement passive.

Cette force réside dans la masse musculaire, constituant tout le revêtement dorsal et cervical de la colonne vertébrale; l'autre, nous l'avons déjà dit, est formée du poids de la tête, des organes thoraciques et abdominaux.

Une force, quelle qu'elle soit, ne peut agir qu'à l'aide d'un mécanisme approprié : le meilleur sera celui qui permettra d'obtenir la meilleure utilisation, le plus fort rendement, c'est-à-dire le maximum d'effet utile avec le minimum de dépense. Nous allons voir que la nature a disposé les choses pour qu'il en soit ainsi, adaptant l'organe à la fonction et non pas la fonction à l'organe, comme on l'enseigne à tort, si souvent.

En effet, n'est-il pas du simple bons sens d'employer, pour obtenir tel ou tel résultat mécanique, l'outil le mieux approprié à ce but? Si l'on veut forer un trou dans le bois, la pierre ou le fer on prend une vrille ou une mèche; le but à obtenir détermine le choix de l'outil; mais ce n'est point parce que l'on a en main une vrille ou une mèche que l'on devra percer un trou. Cette remarque peut paraître ridicule, mais cette erreur de raisonnement est beaucoup plus fréquente qu'on ne le croit dans une foule de traités classiques où les mêmes phrases, les mêmes lieux communs se rééditent constamment, perpétuant des jugements faux, des aphorismes absurdes et que tout le monde accepte de confiance : les exemples ne manquent pas. On décrit un organe et on ajoute, il fonctionne de telle manière ; au lieu de dire : la fonction de tel organe est celle-ci, pour la remplir cet organe a été construit de telle façon. Il est vrai que, malheureusement encore nous ignorons la nature des fonctions de beaucoup de nos organes ainsi que leur mode de constitution ; aussi tous les jours on voit naître de nouvelles théories, bâties *ex abrupto* sur un examen et détruites le lendemain.

Trop souvent, *on veut expliquer la cause par l'effet,* le but à obtenir par les moyens utilisés, tandis, qu'au contraire, c'est le but qui commande le choix des moyens et la fonction qui impose la forme et la constitution des organes.

IV. — Étude des forces, mode et moyens d'action.

La nature avait donc à faire équilibre à une force constante tirant en avant la colonne vertébrale, tou-

jours du même côté; mécaniquement, nécessairement elle devait en établir une autre, soit simple,
soit composée comme son antagoniste, de différentes
parties, et capable à tout instant de contrebalancer
la première. Remarquons tout de suite que le fait de
faire simplement équilibre à une force de sens opposé
ne donne pas un résultat positif mais seulement un
résultat nul, traduit par les équations suivantes :

$$\text{Puissance} = \text{Résistance,}$$
$$\text{d'où Puissance} - \text{Résistance} = 0.$$

Ceci est la traduction de l'équilibre, du repos, de
l'immobilité, de la mort en quelque sorte ; mais dans
des êtres vivants, la vie se manifeste continuellement, non point par de brusques ruptures d'équilibre, mais par des variations d'intensité, de direction, de durée dans les forces qui se font équilibre.
Or, l'une des forces agissant sur la colonne vertébrale est constante, invariable, en quelque sorte,
dans des limites déterminées; elle échappe totalement à la direction, à la volonté de l'être vivant ;
les variations dans les conditions de l'équilibre ne
peuvent donc provenir que de la force antagoniste,
qui, elle, doit être essentiellement variable, volontaire. Trois cas seulement peuvent se présenter : il ne

peut y avoir entre les deux forces que trois relations :

(*a*) La résistance R peut être égale à la puissance P.

(*b*) La résistance R peut être supérieure à la puissance P.

(*c*) La résistance R peut être inférieure à la puissance P.

Représentons la colonne vertébrale par une tige et les forces par des poids, l'un R constant égal à 10 kil.,

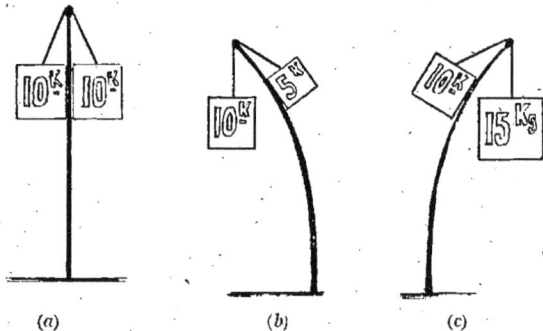

(*a*)   (*b*)   (*c*)

Fig. 24

(*a*) Equilibre des deux forces, la tige reste droite.
(*b*) La tige est inclinée en avant par l'action prépondérante de R.
(*c*) La tige est inclinée en arrière par l'action de P.

l'autre P variable de 5 à 15 kil. par exemple ; on aura évidemment les trois résultats, les trois aspects suivants : (fig. 24).

Cette puissance variable est l'élasticité musculaire qui, à l'état normal et dans certaines limites phy-

siologiques, varie au gré de notre volonté, pouvant
aussi bien donner un travail continu qu'un effort
puissant, extraordinaire, ou se relâcher presque
complètement. Nous ne possédons, en mécanique
appliquée, rien de comparable au muscle vivant ;
nous n'avons aucun agent pouvant fournir à volonté
le même travail qu'un muscle. Les ressorts élastiques, le caoutchouc, ne possèdent qu'une seule
forme d'élasticité ; on peut les distendre, les comprimer, en exerçant sur eux une certaine force ; dès
que cette force est supprimée, ils reprennent leur
forme première et restituent la force qu'ils avaient,
en quelque sorte, emmagasinée. Le muscle s'allonge
ou se contracte à volonté ; il possède une force intrinsèque correspondant à une sorte d'équilibre des
forces moléculaire ; c'est ce qu'on appelle sa tonicité, le *tonus* musculaire. Toute modification addi-
tive ou soustractive, dans le tonus, se traduit par
une contraction ou un allongement du muscle qui,
sauf le cas de fatigue ou de surmenage, peut toujours
être ramené au tonus d'équilibre. Ainsi, dans la
station debout, tous les muscles du corps humain
sont en tonicité normale ; dans le sommeil, dans la
position couchée, ils sont en tonus·minimum, en
relâchement complet : dans le mouvement, ils sont

les uns, en contraction, les autres, en relâchement,
en tonus major ou en tonus minor. Le muscle ne
peut agir, évidemment, que s'il est fixé par ses deux
extrémités, pouvant toutes deux servir de point
d'appui, ou de point d'application, à la force musculaire suivant, qu'à volonté, ou immobilise l'une ou
l'autre de ses deux insertions. Par conséquent, les
insertions musculaires ne peuvent se faire que sur
des pièces, des leviers relativement mobiles ou fixes,
agissant avec d'autant plus de puissance que les
bras de leviers seront plus longs. Donc, pour augmenter l'action des muscles, dont l'élasticité doit
faire équilibre au poids des organes thoraciques et
abdominaux, il fallait faire agir la force musculaire
à l'extrémité d'un bras de levier, de sorte que le
complément mécanique nécessaire du disque vertébral est l'adjonction d'un prolongement horizontal
rigide, pouvant fournir un point d'attache aux forces
actives destinées à agir sur ce levier. Ainsi donc,
l'élément osseux vertébral ne devra pas seulement
se composer du disque biconcave que nous avons
considéré, étudié jusqu'ici, en réduisant cet élément
à sa plus simple expression et, par suite, au rôle le
plus modeste, celui de soutien ou de support passif
d'une charge déterminée ; la partie active, siège des

forces variables et volontaires, sera représentée par un levier diamétralement opposé à la force qui incline le rachis en avant. On crée ainsi une sorte de balance à bras inégaux et devant remplir les conditions de statique, reconnues nécessaires par la mécanique rationnelle : 1° le bras de levier doit être inflexible, rigide ; 2° il doit être léger ; il doit être aussi long que possible. Enfin, le centre de gravité du système doit être situé au-dessous et aussi près

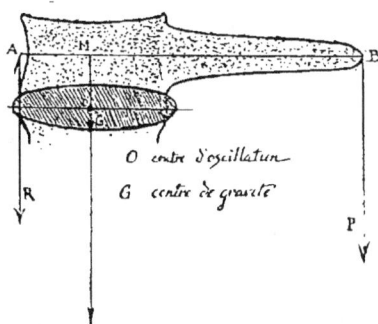

O centre d'oscillation

G centre de gravité

Fig. 25

que possible du centre d'articulation. Toutes ces conditions sont parfaitement remplies par le couple vertébral élémentaire composant le disque biconvexe déformable et le disque biconcave indéformable, muni de son prolongement horizontal A (fig 25).

Le centre d'articulation est au centre du disque

élastique en O; un point quelconque du corps vertébral se déplace en décrivant un arc de cercle autour
de lui. Les bras du levier sont M A et M B; ce dernier
est toujours plus long que l'autre M A auquel est
appliqué la force passive, la résistance due au poids
des organes; il suffit pour l'équilibre, que ces bras de
levier soient inversement proportionnels aux forces
qui s'y appliquent de manière à justifier l'équation
suivante :

Résistance × Bras de levier = Puissance × Bras de levier

Or, dans le cas présent, un seul de ces éléments
est variable, abstraction faite des variations de poids
de l'appareil digestif avant et après le repos.

En effet, pour un élément vertébral donné, ni la
résistance essentiellement passive ni son bras de levier MA, ne peuvent varier d'un moment à l'autre;
de même le bras de levier de la puissance reste identique à lui-même, les modifications d'équilibre ne
peuvent donc provenir que des modifications de la
puissance dont elles sont fonction. Par conséquent
l'équilibre de la colonne vertébrale est fonction de
la puissance musculaire agissant sur les leviers vertébraux postérieurs.

Ce levier postérieur, diamétralement opposé au
point d'application des forces passives est le levier

principal ; mais cette disposition n'est pas la seule que la nature pouvait employer : car en disposant de part et d'autre, à la racine du levier principal, deux branches égales, dirigées aussi horizontalement, les forces égales qui y seront appliquées se composeront suivant une résultante unique, passant encore par le levier postérieur et s'ajoutant ainsi à la force principale ; car nous savons que si deux forces égales, parallèles ou angulaires, agissent simultanément sur une même tige dans la même direction, elles se composent en une seule force passant par le milieu de la tige ou suivant la bissectrice de leur angle. L'élément vertébral solide se complique donc de la manière suivante (fig. 26).

Les deux forces MA et MB ont pour résultante MO

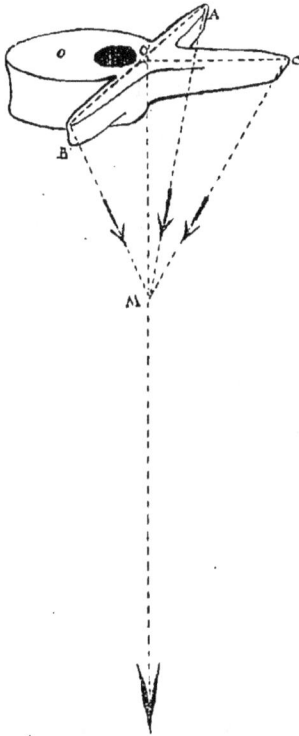

Fig. 26

MA, MB, MC. Forces appliquées aux extrémités A, B, C, des bras de levier.

O'M. Résultante de MA et de MB.

La résultante de MO et de MC a son point d'application entre les points O et C sur le levier postérieur.

qui, combinée à la force postérieure MC donne comme résultante définitive la force MR dont le point d'application M' doit se trouver sur le levier postérieur entre O' et C. Ce que nous venons de dire s'applique dans le cas où les deux leviers latéraux agissent simultanément; il n'en est plus de même lorsque chacun d'eux est isolément sollicité : en effet, dans ce cas ils obéissent à la seule force qui leur est appliquée, inclinant ainsi la vertèbre à droite ou à gauche suivant que le levier droit ou gauche est en action. Donc, l'action simultanée des leviers latéraux s'ajoute à l'action du levier diamétral postérieur tandis que l'action isolée de chaque levier latéral détermine un mouvement de flexion et de rotation latérale.

V. — Description mécanique de la vertèbre.

Nous pouvons maintenant appeler les choses par leurs noms usités en anatomie descriptive : le disque osseux est le corps de la vertèbre, le levier postérieur en est l'apophyse épineuse et les leviers latéraux en sont les apophyses transverses.

La réunion de tous ces éléments osseux reliés entre eux par des disques élastiques constitue un tout solidaire, la colonne vertébrale : mais, en raison du rôle particulier qu'ils ont à jouer, certains éléments doivent jouir d'une plus grande indépendance relative tandis que d'autres, au contraire, ont beaucoup moins besoin d'indépendance ; les premiers sont situés dans les parties les plus mobiles, les plus flexibles, les plus souples de l'axe rachidien et du corps humain, le cou et les lombes ; les autres, au contraire, dans les parties les plus résistantes, les plus solides comme la région dorsale ou sacrée. Il est remarquable de voir par quelles légères modifications la nature atteint son but. Ainsi, dans la région dorsale où, tout en gardant la possibilité étroite de certains mouvements de flexion antérieure ou latérale, les vertèbres ont besoin d'une plus grande solidarité, pour unifier, en quelque sorte, tout le segment de la colonne correspondant au thorax, les apophyses tranverses sont munies à leur point d'émergence, sur les bords supérieurs et inférieurs, d'une petite apophyse supplémentaire formant une facette plane, demi-circulaire, taillée en biseau d'avant en arrière ; les facettes inférieures d'une vertèbre s'appliquent, se juxtaposent aux facettes supérieures de la vertèbre suivante, en s'imbriquant l'une sur l'autre (fig. 27).

Toute force F qui tendra à faire basculer la vertèbre V en avant, agira en sens inverse sur les deux
apophyses de cette vertèbre et par suite sur les deux
vertèbres adjacentes tirant l'une et repoussant l'autre ; celles-ci agissent de même puisqu'elles subis-

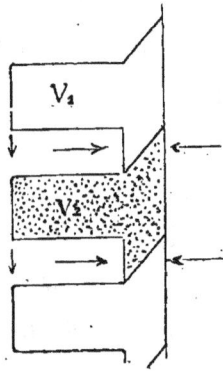

Fig. 27

sent les mêmes actions ; il en résulte donc que toutes
ces forces se font équilibre et se détruisent mutuellement. De sorte que, en fin de compte, il y a solidarité entre toutes ces vertèbres et aucune d'elles ne
peut s'échapper de la colonne qui forme ainsi une
tige résistante, élastique, flexible dans tous les sens
et permettant à l'individu des mouvements variés et
étendus.

Il est un second caractère commun à toutes les vertèbres, résultant du double rôle que joue l'axe rachidien dans l'économie du corps, dans son architecture. Son premier rôle, purement mécanique, est celui que nous venons d'étudier : c'est le support, le soutien, la poutre-maîtresse de l'édifice humain.

Le second est un rôle de protection pour le prolongement du cerveau, pour la moëlle épinière qui renferme certains centres médullaires présidant à diverses fonctions organiques et de plus tous les filets nerveux irradiant du cerveau à la périphérie : c'est le faisceau, le câble contenant tous les fils de cet admirable réseau télégraphique qui transmet dans tout le corps humain, les sensations de douleur, de jouissance, de chaleur, de froid, les ordres de la volonté, les désirs et les besoins de l'organisme. Un appareil aussi délicat, aussi important devait plus que tout autre, être protégé : en raison de sa constitution, de sa consistance, la moëlle ne peut, sans danger subir la moindre compression ; elle doit donc être placée en dehors de l'axe de la pesanteur c'est-à-dire en arrière de la colonne formée par les disques vertébraux et en avant des apophyses osseuses jouant le rôle de levier, dans une situation telle, que l'espace à elle réservé, subisse le moins de variations possible. C'est pourquoi elle se trouve placée à peu

près au centre géométrique de la figure que représente une vertèbre, pourquoi elle est logée dans un
canal à peu près circulaire dont la paroi antérieure
est formée par le corps vertébral et la paroi postérieure par l'arc concave réunissant les trois apophyses
épineuses et transverses. L'arc antérieur est relié à
l'arc postérieur sur les côtés par deux travées osseuses
assez trapues et courtes qui forment ce qu'on appelle
le pédicule de la vertèbre ; ces deux travées osseuses
présentent deux échancrures arrondies, à leurs bords
supérieurs et inférieurs, de manière à limiter un
trou quasi-circulaire par lequel passent les racines
des prolongements médullaires ou nerfs rachidiens,
qui, symétriquement disposés par paire bi-latérale,
sur toute la hauteur de la colonne vertébrale, sauf
dans la toute dernière partie inférieure formant le
sacrum et le coccyx, vont innerver les membres supérieurs et inférieurs et les parois abdominales et
thoraciques. Remarquons de suite que le pédicule
est la partie faible de la vertèbre, formant un isthme
de conjugaison entre le corps vertébral et sa trinité
apophysaire : c'est donc lui qui sera principalement
touché, atteint, modifié, déformé, si, pour une cause
quelconque, physique, mécanique ou pathologique, la
distribution symétrique des forces, agissant sur la

vertèbre, est altérée de telle façon qu'elles ne se fassent plus équilibre.

Nous reviendrons plus tard sur ce point important dans l'étiologie de la scoliose.

Ainsi donc, la vertèbre-type est représentée par la figure suivante qui en donne une vue de face (fig. 28).

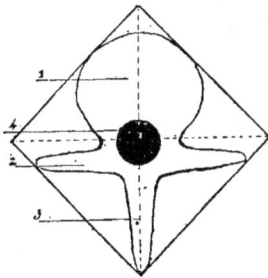

Fig. 28

1. Corps de la vertèbre.
2. Apophyse transverse.
3. Apophyse épineuse.
4. Trou médullaire, au centre de figure du carré dans lequel la vertèbre est inscrite.

Résumons cette longue analyse des conditions auxquelles doit satisfaire la vertèbre :

1° Pièce de résistance à l'écrasement, en avant;

2° Levier postérieur et bilatéral servant de point d'application à des forces musculaires;

3° Cylindre de garantie pour l'axe médullaire qui s'y trouve renfermé.

Ce triple rôle existe dans toute la hauteur de la colonne vertébrale, mais à un degré variable ; suivant que l'un des trois rôles devient prépondérant, on voit la conformation de la vertèbre se modifier dans le sens indiqué par cette prépondérance. C'est ainsi que, en raison de l'augmentation du poids qu'ils supportent, on voit les proportions des corps vertébraux inférieurs augmenter de plus en plus pour offrir plus de résistance ; que les apophyses épineuses sont plus longues, plus résistantes ou moins longues selon que les forces y attachées doivent être plus considérables ; que les apophyses transverses et d'imbrication sont plus ou moins développées selon que les mouvements de rotation du corps doivent être plus généraux ou plus particuliers. C'est pourquoi, en tenant compte de ces divers rôles entraînant des modifications d'architecture, on peut diviser la colonne vertébrale en diverses régions, reliées entre elles par des vertèbres de passage, de transition, présentant à la fois, mais à un degré moins tranché, les caractères de la région supérieure et de la région inférieure.

VI. — Divisions de l'axe rachidien : description générales des ligaments vertébraux.

On distingue cinq régions dans l'axe rachidien :

1° La partie supérieure qui, en quelque sorte, *coiffe* la colonne : elle est formée par le crâne lui-même et la vertèbre atlas ;

2° L'extrémité propre de la colonne représentée par l'axis et son apophyse odontoïde suivie des vertèbres du cou ou vertèbres cervicales ;

3° La région dorsale, formée des douze vertèbres dorsales, très solidarisées comme ensemble ;

4° La région lombaire formée de cinq vertèbres analogues comme rôle aux vertèbres cervicales ;

5° La région sacro-coccygienne formée des vertèbres agglomérées du sacrum et des vertèbres atrophiées.

Le nombre total des vertèbres est de 33 ; 7 pour la portion cervicale, 12 pour la portion dorsale, 5 pour la portion lombaire et enfin 9 fausses vertèbres qui, soudées entre elles forment la région sacrococcygienne.

L'unification de la colonne est réalisée par de

nombreux moyens d'union entre les corps vertébraux et les masses apophysaires. Le plus puissant
de ces moyens est le disque élastique intervertébral biconvexe : ce disque dont la partie centrale
est molle, presque fluide est formée à sa périphérie de fibres blanches extrêmement solides s'insérant à la fois aux deux faces des vertèbres adjacentes. Leur résistance est telle, cette insertion est
tellement solide que, dans les écrasements ou les fractures indirectes, c'est le tissu osseux qui cède plutôt
que le ligament intercalaire. En avant et en arrière des corps vertébraux courent deux grands ligaments, appelés ligaments vertébraux communs ou
surtouts ligamenteux, qui accompagnent la colonne
sur toute sa longueur; ils ne sont pas doués d'une
très grande résistance. Quant aux masses apophysaires voici leurs principaux moyens d'union :

1° Une capsule fibreuse peu résistante entre les
apophyses articulaires;

2° Les ligaments *jaunes élastiques* situés entre les
lames vertébrales et transverses; leur rôle est très
important. Ils n'ont pas les mêmes dimensions, et
par suite la même puissance dans toute l'étendue
du rachis. Leur largeur diminue de haut en bas:
elle est de deux centimètres au cou, d'un centimètre

et demi au dos et aux lombes; mais par contre, leur hauteur proportionnelle à celle des lames, augmente des supérieures aux inférieures; d'un centimètre dans la région cervicale, elle atteint un centimètre et demi dans la région dorsale et deux centimètres dans la région lombaire. On peut donc dire que, si on les considère dans leur ensemble, leur volume augmente de haut en bas et leur épaisseur s'accroît des parties latérales vers la partie médiane qui est la plus résistante dans toutes les régions; leur puissance croît proportionnellement au travail qu'ils ont à remplir;

3° Les ligaments sus-épineux reliant toutes les extrémités postérieures des apophyses épineuses depuis la sixième cervicale jusqu'au sacrum;

4° Enfin les ligaments intérépineux remplacés au cou par des muscles. Les apophyses épineuses au milieu et les apophyses transverses latéralement, limitent deux gouttières longitudinales destinées à loger des muscles symétriques que nous étudierons plus loin.

CHAPITRE III

ORIGINE ET CAUSES DES COURBURES

DE LA COLONNE VERTÉBRALE

I. — Courbures de la colonne vertébrale chez les quadrupèdes.

La colonne vertébrale de l'homme, verticale dans son ensemble, n'est pas rectiligne; elle présente plusieurs courbures qui, non indiquées chez le fœtus dans les premiers temps de son existence, vont peu à peu se manifester, s'établir physiologiquement, à mesure qu'apparaîtront et qu'agiront les forces physiques et mécaniques qui les déterminent nécessairement. Tant que la tige n'a rien à supporter, elle reste droite et lorsque l'enfant vient au monde, sa colonne est presque rectiligne; elle le serait certaine-

ment et absolument si déjà ne se manifestait la similitude ancestrale qui fait que tout organisme simple
ou composé évolue de manière à représenter, aussi
exactement que possible, l'organisme générateur
dont il est issu : cette loi est générale, même dans
les cas tératologiques, même chez les monstres, qui
ne sont que des cas atrophiés, arrêtés ou viciés dans
leur développement ; c'est la grande loi, l'universelle
loi de l'héridité physiologique. Mais les causes permanentes, inéluctables, qui ont déterminé la forme
de l'individu ou, plus exactement, de son squelette,
étant les mêmes pour tous les êtres de même type
architectural, tous ces êtres présenteront les mêmes
grandes lignes de profil et de contour.

Ainsi, l'on voit de bonne heure se manifester ces
symptômes de ressemblance, avant même que les
causes mécaniques premières n'interviennent réellement, utilement chez l'enfant.

C'est surtout chez le quadrupède que la colonne
vertébrale mérite le nom de maîtresse-poutre du
corps ; elle est bien la poutre longitudinale traversant tout l'édifice, reposant sur deux supports dou-
bles, membres antérieurs et postérieurs, à laquelle
sont suspendus tous les organes internes de la vie
végétative, avec le revêtement musculaire et peau-

cier qui, tout à la fois, les protège et en forme un
tout, un être, en les entourant d'une enveloppe
commune plus ou moins cylindrique.

Le quadrupède peut donc être réduit au schema
suivant, formé par une tige horizontale reposant sur
deux tréteaux verticaux qu'elle dépasse légèrement,
surtout en avant, où la tige présente un bout libre,
ayant à peu près pour longueur le tiers ou la moitié

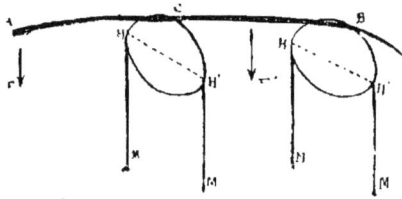

Fig. 29

AC. Tige rachidienne reposant en B et en C sur deux arcs osseux, supportés
eux-mêmes par les montants M H, M' H'.

de la partie limitée par les deux points d'appui que
représentent les tréteaux.

. Ceux-ci sont formés d'une arcature elliptique fermée, reposant sur deux montants verticaux qui
prennent leurs points d'articulation aux extrémités
du grand diamètre de l'arcature elliptique (fig. 29).

II. — La pesanteur incurve la colonne vertébrale, chez les quadrupèdes.

Appliquons à la tige AB des forces verticales F et F', l'une à l'extrémité libre en A, l'autre vers le milieu de CB ; si ces forces sont suffisantes, la tige s'infléchira et présentera une double courbure. (fig. 30). Elle cessera d'être horizontale, mais les

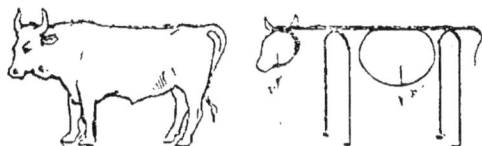

Fig. 30

deux points d'appui C, B, soutenus par les tréteaux, resteront dans le même plan horizontal qu'auparavant. Si, au contraire, la résistance de la tige est supérieure à l'action des forces, l'incurvation ou l'inflexion sera insensible et l'on pourra admettre que la poutre reste horizontale d'un bout à l'autre. Ces deux exemples théoriques sont réalisés dans la race bovine où nous voyons le taureau, surtout dans

le type Durham, conserver l'échine droite et la tête
sur le même plan, tandis que la vache, dont la
colonne vertébrale, plus faible, est soumise à des
forces d'intensité fort différentes à l'époque de la
gestation, présente une échine très incurvée et la
tête fléchie (fig. 31).

Quelles sont les forces qui entrent ainsi en jeu?

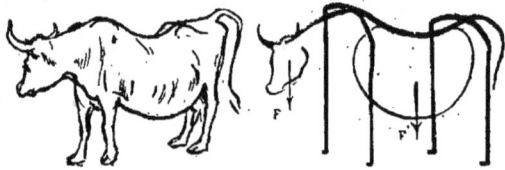

Fig. 31

Elles sont évidemment des manifestations de la
pesanteur, et représentent le poids des organes suspendus au rachis, la tête à son extrémité et les poumons et intestins dans la partie intermédiaire. Ces
poids, variables suivant les sujets, sont relativement
considérables; tout le monde peut s'en rendre
compte et aussi de la force qu'ils exigent pour leur
faire contrepoids, par exemple, en tenant à bout de
bras un poids même léger, un kilog. Personne ne
restera un quart-d'heure dans cette position et
cependant, tout quadrupède porte, sans fatigue,

libre à l'extrémité de la colonne vertébrale, sa tête, dont le poids est, certes, beaucoup plus considérable.

III. — Forces musculaires antagonistes de la pesanteur.

Etant formée de segments discoïdes, alternativement solides et élastiques, reliés entre eux directement et par des ligaments puissants, la colonne vertébrale jouit d'une très grande souplesse, qui lui permet d'exécuter ou de subir des flexions dans tous les sens. Toutefois, nous l'avons déjà dit, les éléments vertébraux ne peuvent être maintenus en série horizontale que si des forces antagonistes viennent faire équilibre au poids des organes suspendus ; et comme ces forces ne peuvent être directement opposées à l'action de la pesanteur, il faut que le système ligamenteux qui transforme la colonne vertébrale en tige souple et flexible soit surtout puissant du côté opposé aux points d'insertion des organes pesants. C'est en effet pour répondre à cette indication mécanique que chez le quadrupède

le surtout ligamenteux intervertébral est extrèmement puissant; que ses surfaces d'insertion sont
très développées grâce au système en T renversé
⊥, formé par les apophyses transverses et épineuses, et que tout ce système aponévrotique, tendineux est encore renforcé par les puissants leviers
que forment les masses musculaires dorsales, logées dans les gouttières formées par la suite des
apophyses vertébrales. En effet, ces muscles et ces
ligaments, par leur tonicité normale forment

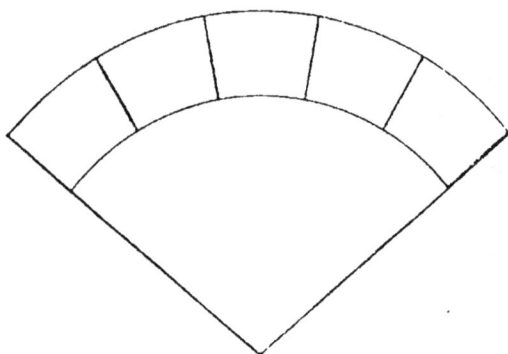

Fig. 32

un système tenseur, une sorte de corde rigide,
maintenant, chez le quadrupède, l'horizontalité de la
colonne vertébrale, comme celle d'un pont suspendu,
en prenant ses points d'appui et d'insertion fixes,
sur les arcs des tréteaux qui représentent la paire des

membres antérieurs et postérieurs. Suivant que cette horizontalité est plus au moins maintenue, ou plutôt suivant qu'il y a ou non courbure du rachis, les éléments vertébraux s'adaptant à la courbe, subissent de légères variations de forme et deviennent des cylindres à base oblique, présentant le profil que l'on donne aux pierres destinées à une voûte de plein-cintre, hauteur moindre du côté de la concavité que du côté de la convexité (fig. 32).

IV. — Identité du mécanisme des courbures chez l'homme et le quadrupède.

Ces considérations sur l'origine des courbures du rachis chez les quadrupèdes sont irréfutables ; nous n'avons qu'à montrer qu'elles s'appliquent exactement à l'homme pour prouver d'une façon indiscutable, évidente, que les courbures rachidiennes, dites normales, sont dues à l'action de la pesanteur des organes thoraciques et abdominaux.

Reprenons le schema (fig. 33) qui nous a servi à représenter les courbures normales chez le quadrupède.

6

Par un mouvement de révolution autour de l'axe horizontal du tréteau d'arrière, redressons-le et de suite le quadrupède est devenu bipède : le nouveau schema est celui de l'homme debout (fig. 34).

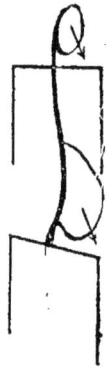

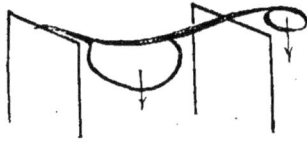

Fig. 33   Fig. 34

Dans ce mouvement, l'arcature du tréteau antérieur, devenu supérieur, est représentée par la ceinture osseuse composée des omoplates et des clavicules s'arcboutant en avant sur le sternum et indirectement fermée en arrière par la première vertèbre dorsale (fig. 35).

Les extrémités de l'axe articulaire de cette ellipse osseuse sont les cavités glénoïdes où viennent s'articuler les têtes humérales et les montants du tré-

teau sont devenus les bras qui, au lieu de supporter
une partie du corps, comme chez le quadrupède,
sont, à leur tour, suspendus et constituent une charge
pour la colonne vertébrale. La ceinture osseuse supérieure se trouve presque horizontale et son ouverture regarde en haut, tandis que chez le quadrupède
la ceinture antérieure, située dans un plan vertical,

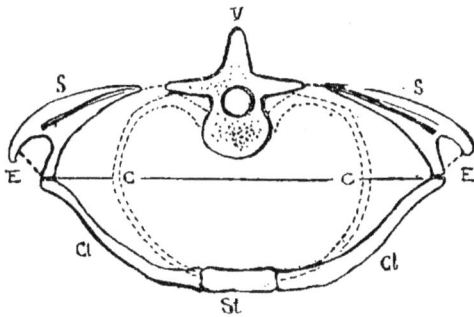

Fig. 35

a son ouverture qui regarde en avant; la cage thoracique, les parois abdominales sont devenues verticales au lieu d'horizontales qu'elles étaient. De
même la ceinture elliptique représentant la traverse
du tréteau postérieur, devenu inférieur, s'est un peu
relevée à 45° environ par un mouvement de bascule;
seuls, les montants du tréteau d'arrière qui sont devenus les jambes n'ont pas participé au mouvement
de révolution accompli par la partie antérieure.

Ainsi donc au point de vue statique, les conditions d'équilibre sont très modifiées : en effet, le polygone de sustentation, au lieu d'être formé par le quadrilatère dont les sommets sont marqués par les pieds du quadrupède, est réduit, pour ainsi dire à une bande étroite, ayant généralement la forme d'un trapèze dont les côtés non parallèles, sont formés par les pieds de l'homme et les bases sont les deux droites joignant les extrémités antérieures et postérieures de ces mêmes pieds : la résultante du centre de gravité a donc plus de facilité pour sortir de la base.

Quant aux forces passives qui chez le quadrupède avaient produit les courbures rachidiennes, elles tendent à rester verticales et par conséquent à se placer dans le prolongement de la colonne vertébrale. Peuvent-elles réellement prendre cette position? Aucunement, en raison même du volume des organes dont le poids constitue justement ces forces. Ne pouvant se placer immédiatement dans le prolongement de l'axe rachidien, suivant la direction du fil à plomb, elles exercent leur action de manière à incliner en avant la colonne vertébrale, à lui faire reprendre la position qu'elle a chez les quadrupèdes; si donc cette inclinaison voisine de l'horizontale, qui se retrouve encore, mais plus rarement maintenant, chez certains vieux paysans, toujours courbés sur la terre qu'ils travaillent, ne se rencontre jamais normalement, c'est que la nature a dû disposer des forces actives, permanentes, ayant pour but de contrebalancer l'action des forces passives, inévitables et non moins permanentes.

V. — Forces passives inclinant et incurvant la colonne vertébrale.

Comme nous l'avons déjà dit à propos des quadrupèdes, les forces passives qui provoquent les courbures ou inflexions du rachis sont :

1° Le poids de la tête ;

2° Le poids des organes thoraciques ;

3° Le poids des organes abdominaux.

L'existence de ces poids ne saurait être mise en discussion, ni par conséquent celle des forces passives qu'ils représentent, mais il est important de montrer comment ces poids sont distribués, quels sont leurs points d'application, quelle est leur intensité et la direction de leur résultante.

Pour faciliter cette étude et la rendre aussi simple, aussi claire que possible, nous supposerons une colonne vertébrale théorique formée d'éléments osseux identiques au type précédemment décrit et reliés entre eux par des disques élastiques; nous admettrons que le corps de la vertèbre et ses apophyses épineuse et transverses font partie du même plan horizontal : les deux premières vertèbres seules, l'atlas et l'axis, en raison de leur rôle particulier et de leur structure spéciale exigent, sinon une description à part, du moins la mise en relief de certaines particularités très importantes.

La boîte cranienne est percée à sa base par le trou occipital, trou assez large, laissant passer la partie la plus épaisse de la moëlle rachidienne, c'est-à-dire le bulbe et la moëlle allongée. En avant de ce trou occipital, est un renforcement de la paroi osseuse qu'on appelle l'apophyse basilaire; en arrière, le bord est aussi assez épais, arrondi en bourrelet, et latéralement, en dessous du crâne, à quelques millimètres de ce bord, se trouvent deux tubercules un peu saillants, à surface convexe et affectant la forme suivante (fig. 36), un peu analogue à une moitié de haricot. Ces deux tubercules ou condyles s'articulent par leur surface convexe avec deux facettes osseuses de la vertèbre atlas qui leur correspondent et présentent une surface concave que l'on peut considérer comme l'empreinte du condyle occipital.

L'atlas est réuni à l'occipital par quatre ligaments antérieur, postérieur et latéraux qui le soudent en quelque sorte à l'occipital dont il est ainsi le prolon-

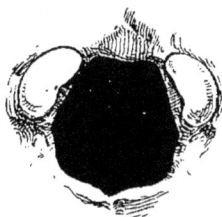

Fig. 36

De chaque côté du trou occipital on distingue les condyles articulaires ayant la forme d'un haricot.

gement. L'articulation occipito-altoïdienne est donc très limitée comme jeu et de faible amplitude ; elle a un mouvement de flexion et d'extension très peu prononcé, mais ne participe presque pas ou pas du tout aux mouvements de rotation de la tête sur le corps, mouvements qui se font entre l'atlas et l'axis.

On sait que l'arc antérieur de l'axis est surmonté d'une petite apophyse verticale, haute de 13 à 15 millimètres et à laquelle cette vertèbre doit son nom d'axis, car elle représente l'axe de rotation : cette

apophyse est l'apophyse odontoïde. Elle dépasse la
hauteur de l'atlas et vient presque pénétrer dans
le trou occipital, de sorte qu'il y a, non-seulement articulation de l'axis avec l'atlas, mais encore union de l'apophyse odontoïde avec l'occipital,
sur le bord antérieur de son ouverture, au moyen
de trois ligaments : un médian et deux latéraux,
fixés au bord interne du trou et des condyles et au
sommet de l'apophyse odontoïde.

L'articulation de l'atlas avec l'axis mérite de rete-
nir plus particulièrement l'attention : car elle est
unique. La face inférieure de l'atlas porte latéralement deux empreintes, deux facettes articulaires concaves, emboîtant les facettes correspondantes convexes de l'axis, de sorte que l'atlas présente, en gros,
l'aspect suivant d'un disque biconcave à ouverture
centrale, muni à ses deux bases de facettes latérales,
concaves et symétriques par rapport à un plan horizontal mené à égale distance de ses deux bases (fig. 37).

Cette articulation est, de toute la colonne vertébrale, celle qui présente la plus grande amplitude
et la plus grande variété de mouvements : mouvements de flexion à droite, à gauche, en avant, en
arrière ; mouvements de rotation ou de torsion sur un
arc d'environ 90°. Ces derniers mouvements sont sur-

tout permis par la présence de l'apophyse odontoïde qui, comme nous l'avons dit plus haut, pénètre dans le trou rachidien, très large, de l'atlas : elle se trouve appliquée, à son collet, contre l'arc intérieur de l'atlas, par un ligament transverse qui partage l'ouverture en deux parties et forme, à l'apophyse odon-

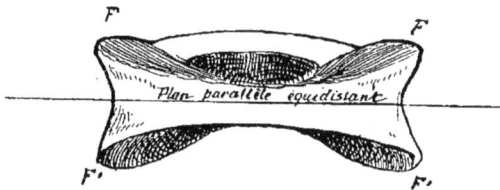

Fig. 37

Vertèbre atlas demi-scéhmatique

F F Représentent les facettes articulaires avec les condyles de l'occipital
F' F' Les facettes concaves qui glissent sur les facettes convexes de l'axis

toïde, une sorte de cravate solide au-dessus de laquelle elle présente une partie renflée ou tête, qui ne peut passer dans l'ouverture de la cravate.

Toute l'apophyse est recouverte d'un ligament longitudinal sur lequel repose le bulbe médullaire qui, dans certains cas de flexion exagérée en avant, peut être comprimé par la tête odontoïdienne, ce qui pourrait entraîner une syncope ou une mort subite; dans les traitements par suspension, quand la suspension n'est pas faite suivant l'axe. Les figures sui-

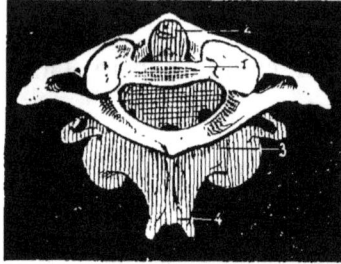

Fig. 38
Articulation de l'atlas avec l'axis

1   Ligament transverse formant cravate
2   Tête de l'apophyse odontoïde
3   Vertèbre axis
4   Son apophyse épineuse

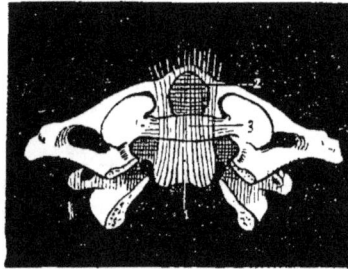

Fig. 39
Ligaments de l'articulation

1   Ligament vertical remontant jusque sur le bord du trou occipital
2   Tête de l'apophyse odontoïde
3   Ligament cravate

vantes feront bien comprendre le mécanisme de ces articulations (fig. 38-39).

D'après Sappey, l'apophyse odontoïde serait tellement appliquée à l'arc antérieur de l'atlas par les
ligaments latéraux, que tout mouvement d'inclinaison lui serait interdit : de sorte que la flexion en
avant et latéralement se ferait seulement grâce à la
participation de toutes les vertèbres cervicales : nous
croyons que cette affirmation est erronée, en partie
tout au moins.

Il n'y a pas lieu d'étudier spécialement les articulations des autres vertèbres dont les particularités
se découvriront d'elles-mêmes dès qu'on mettra en
évidence leur rôle particulier. Nous pouvons maintenant examiner les conditions d'équilibre de la colonne vertébrale.

VI. — Action de la tête.

La tête placée au sommet de la colonne, supposée
verticale, ne peut s'y tenir en équilibre que si la direction de son centre de gravité, passe par son axe
de rotation, par son pivot, par l'apophyse odontoïde ;
si cette condition est réalisée, la tête n'exerce qu'une
action de haut en bas, une pression tendant à écraser

les éléments vertébraux les uns sur les autres. Il en
résulte que ces éléments devront être d'autant plus
gros et plus forts qu'ils seront plus éloignés du centre de rotation, plus bas dans la série et plus rap-
prochés de la base, c'est-à-dire du sacrum, cet os
lourd et massif, inséré en coin dans la ceinture ilio-
pubienne ; car ces éléments, ayant à supporter des
pressions de plus en plus lourdes, doivent avoir eux-
mêmes des masses et des surfaces de plus en plus
considérables, d'après les lois de la mécanique. C'est
en effet ce qui a lieu dans la nature.

Mais cette condition d'équilibre de la tête n'est
pas réalisée : si l'on fait passer par l'apophyse odontoïde un plan vertical coupant la tête en deux parties, antérieure et postérieure, on constatera que
ces deux parties asymétriques, n'ont pas en général
le même poids, et que la partie antérieure, étant la
plus lourde entraînera de son côté, en avant, l'extrémité de la colonne. En effet, cette moitié antérieure
comprend, non seulement la partie cranienne renfer-
mant les lobes frontaux sphénoïdaux et pariétaux,
mais encore toute la face, tandis que la postérieure
ne comprend que les lobes occipitaux et le cervelet,
plus considérables il est vrai que ceux là, mais
néanmoins, constituant une force moindre. La tête

peut être considérée comme un levier du premier
genre, le point d'appui étant situé entre la force et
la résistance, représentées indifféremment par la
moitié faciale ou occipitale de la tête. Or, la distance du centre de l'apophyse odontoïde aux deux
extrémités faciale et occipitale, n'est pas égale, et

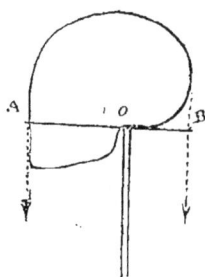

Fig. 40
Équilibre de la tête

O. Point d'appui au centre de rotation
AO. Bras de levier antérieur
OB. Bras de levier postérieur
La force appliquée en A est plus grande que celle appliquée en B

le bras de levier antérieur OA est généralement plus
long que le bras postérieur OB, ce qui constitue une
nouvelle cause de supériorité pour le levier OA qui,
comme force et comme longueur, l'emporte donc sur
le levier OB (fig. 40). Cette différence de puissance devra être compensée, pour l'équilibre, non seulement
par des ligaments d'union et de résistance à l'incli-

naison en avant, mais encore par toute une série de muscles puissants agissant sur la partie postérieure de la tête. Ces muscles sont tous disposés par paire symétriquement et plus ou moins obliquement par rapport à l'axe rachidien. On peut admettre que normalement les faisceaux symétriques étant égaux

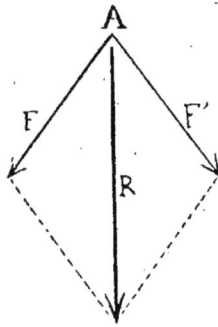

Fig. 41

ont une puissance égale : or, deux forces angulaires égales ont une résultante dirigée suivant la bissectrice de leur angle et égale à la diagonale du losange qu'elles forment (fig. 41). D'après ce principe, nous voyons que tous les muscles qui, par exemple, ont leurs points d'insertion mobile sur le derrière et les côtés de la tête et leur point fixe sur les apophyses épineuse ou transverses des vertèbres ont tous leur résultante dirigée suivant la bissectrice de leur anglé, laquelle se confond avec la ligne médiane des apophyses épineuses. dans le plan antéro-postérieur passant par l'axe rachidien. Quand ces muscles agissent par paire, synergiquement. ils maintiennent la tête, droite sur la colonne vertébrale : ils la redressent même avec une certaine exagération et il en résulte que la portion cervicale de la colonne vertébrale, inclinée en avant dans son ensemble, est légèrement ramenée en arrière à son extrémité supérieure par l'action prépondérante des muscles post-occipitaux. ce qui donne à cette portion de l'axe rachidien une double courbure peu prononcée.

VII. — Action des organes thoraciques et abdominaux.

La courbure de la portion cervicale, n'est que la portion supérieure de la grande courbure dorsale à concavité antérieure, produite à la fois par le poids de la tête, comme nous venons de le dire, mais encore par le poids de tous les organes intrathoraciques augmentés de certains organes abdominaux. Un peu en avant. et sur les côtés du trou occipital sont situées deux petites tiges osseuses, dirigées en bas et en avant, minces et longues de trois à cinq centimètres, appelées apophyses styloïdes; elles sont réunies l'une à l'autre par une sorte de chaînette continue de cartilages, de manière à constituer une sorte de fer à cheval renversé, connu sous le nom d'appareil stylo-hyoïdien.

C'est à ce fer à cheval que les poumons sont suspendus par l'intermédiaire de la trachée et du larynx. Sans détailler tous les points ou toute la ceinture des insertions, nous pouvons absolument considérer que leur poids se décompose en deux forces appliquées aux deux apophyses styloïdes, c'est-à-dire un peu en avant du plan transverse médian passant par le sommet de l'apophyse odontoïde, de sorte que ces deux forces ont une résultante placée, elle-même, juste un peu en avant de l'axe de rotation : cette résultante s'ajoute donc au poids F de la partie antérieure de la tête pour agir dans le même sens.

On sait que l'espace interpulmonaire ou médiastin loge le cœur et ses annexes ; comme la crosse de l'aorte s'appuie sur la bronche gauche de la bifurcation trachéale, le poids des organes cardio-vasculaires se surajoute au poids des poumons et vient aussi s'appliquer aux extrémités des apophyses styloïdes. Ces

forces ne sont pas absolument constantes, égales à
elles-mêmes à cause des mouvements alternatifs de
dilatation et de contraction du cœur et des poumons,
qui entraînent avec eux des modifications de poids
suivant que le cœur et les poumons sont plus ou
moins remplis de sang; il résulte des contractions
du cœur une série de vibrations, d'oscillations régu-
lières qui, bien qu'atténuées par les connexions voisines, se répercutent nécessairement sur l'extrémité
de la tige rachidienne qui les supporte. On comprend ainsi pourquoi la colonne vertébrale s'incline
en totalité et s'incurve, malgré l'accroissement de
solidité et de résistance que lui donne la présence
des côtes à la région dorsale et la forme particulière
de la partie postérieure des vertèbres imbriquées
l'une sur l'autre par les facettes articulaires des apophyses transverses, ce qui donne à cette partie une
très grande solidarité.

Le poids des organes thoraciques, chargés du sang
qu'ils contiennent normalement, varie chez l'adulte
de 5 à 6 kilog. ; ce poids agit sur un bras de levier
d'environ deux centimètres et le centre de gravité se
trouve un peu en arrière et à gauche du sternum,
à la hauteur de l'orifice tricuspidien. La résultante,
partant des apophyses styloïdes, tend donc à se

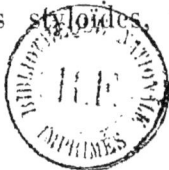

7

mettre dans le prolongement de l'apophyse odontoïde et, comme dernier résultat du développement
et du jeu normal des poumons, toutes les parois de
la cage thoracique sont refoulées, dilatées dans tous
les sens, latéralement, aussi bien qu'en avant ou en
arrière.

Au poids des organes précédents nous pourrions
ajouter le poids de l'estomac et du foie en raison de
leurs insertions sous-diaphragmatiques ; les différents organes suspendus de chaque côté de la
colonne vertébrale ont une tendance à s'équi-
librer comme poids. On ne saurait en effet, échapper
à cette conséquence, que si les poids agissant latéralement sur l'axe vertébral, ne se faisaient pas équilibre, le rachis, et par suite le tronc tout entier, serait entraîné, à droite ou à gauche, du côté où ces
forces l'emporteraient : on se rend facilement
compte que le poids du poumon droit et du foie
doit être compensé par le poids du poumon gauche,
du cœur, de la rate et de l'estomac ; pour vérifier
cette assertion, il faudrait faire de nombreuses pe-
sées que nous n'avons pu exécuter malheureusement.

VIII. — Action des organes abdominaux.

D'après ce qui précède, si la colonne rachidienne ne subissait que l'action du poids des organes thoraciques elle ne présenterait qu'une grande courbure allant de la tête à son insertion fixe sur le sacrum ; mais il n'en est pas ainsi et la masse intestinale, fixée par le mésentère aux dernières vertèbres lombaires, exerce sur celles-ci une traction spéciale presque isolée, car nous ne retrouvons pas à la région lombaire la même solidarité qu'à la région dorsale : il n'y a plus imbrication des apophyses transverses par leurs facettes articulaires, parce que les vertèbres lombaires ont, comme celles de la région cervicale, un double rôle à jouer ; elles doivent être à la fois pièce de support et pièce de rotation pour que le tronc puisse tourner en partie sur le bassin ; c'est pourquoi leur construction ne comporte pas la solidarité, puisque chacune d'elles doit avoir un mouvement partiellement indépendant de ses voisines : aussi, cette disposition permettra au poids des intestins de faire plus facilement sentir son action. En effet, le mésentère intestinal prenant ses insertions sur les vertèbres lombaires, situées à l'extrémité de la grande courbure dorsale, toute la masse

intestinale est située en avant de la colonne vertébrale ; mais la pesanteur tend à lui faire prendre la
direction de la verticale passant par la ligne des insertions mésentériques. Gênée par la résistance de la
ceinture osseuse du bassin, qui ne se laisse pas refouler en arrière, elle attire fortement en avant les
vertèbres lombaires, ce qui détermine une courbure

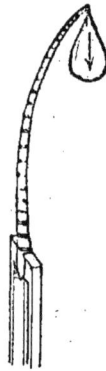

Fig. 41

Le poids de la tête exerce son action
à l'extrémité de la colonne vertébrale qu'il courbe en avant.

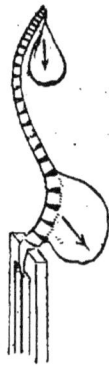

Fig. 41 *bis*

Le poids des intestins attire en avant
les vertèbres lombaires et provoque la courbure lombaire à rayon
plus court.

lombo-dorsale à rayon plus court que celui de la
courbure principale (fig. 41-41 bis).

Il n'y a pas seulement inclinaison des seules vertèbres lombaires mais aussi inclinaison de l'arc an-

térieur du bassin, sur lequel agit aussi une notable partie du poids intestinal.

De cet ensemble de considérations résulte la démonstration évidente de ce fait : que les courbures normales du rachis sont la conséquence mécanique du jeu des forces passives permanentes, représentées :

1º Par le poids de la tête ;

2º Par le poids des organes thoraciques ;

3º Par le poids des organes abdominaux.

Nous devons nettement, ici, réfuter certaines théories relatives aux courbures de la colonne vertébrale, qui ont eu leur heure de vogue et qui, cependant, n'ont aucune valeur scientifique.

On a dit et on répète que si la colonne vertébrale est incurvée, c'est pour augmenter sa force de résistance; car il est démontré en mécanique qu'une colonne à courbures est plus résistante qu'une colonne droite de même diamètre : mais, il y a lieu de distinguer: 1º entre une colonne incompressible ou homogène, non élastique et une colonne compressible non homogène, élastique; 2º entre une colonne à courbures hélicoïdales ou à courbures de même sens. On dit qu'à diamètre égal, la résistance d'une colonne est proportionnelle au carré du nombre des courbures plus un, de sorte qu'une colonne à trois courbures aurait $3 \times 3 + 1 = 10$ fois plus de résistance qu'une colonne droite de même diamètre. En admettant l'exactitude de cette démonstration, on arriverait à des conséquences tout à fait extraordinaires et inadmissibles : supposons une tige d'une résistance de 10 kilog. par centimètre carré de surface, donnons lui 2 mètres de hauteur, sa résistance sera 10 : à côté établissons une seconde tige de même épaisseur avec 40 courbures de 5 centimètres de longueur d'arc, la résistance de cette nouvelle tige serait

$$(40 \times 40 + 1)\ 10 \text{ kilog.} = 1601 \times 10 = 16010 \text{ kilog.}$$

Ainsi, tout simplement parce que la tige serait devenue sinueuse, sa résistance deviendrait seize cents fois plus grande ; c'est absurde. Ce n'est point la courbure qui augmente la résistance d'une colonne ; mais, si l'on veut bien se rappeler que la résistance à l'écrasement est proportionnelle à la surface de projection horizontale, on comprendra de suite pourquoi la tige courbée en hélice est plus résistante que la tige droite de même épaisseur, ou qu'une tige simplement sinueuse dans un même plan. En effet, une colonne torse d'un décimètre de section enroulée suivant un cercle d'un diamètre double ou triple, aura pour projection une surface quatre ou neuf fois plus grande que la même colonne rectifiée : sa résistance serait quatre ou neuf fois plus grande. Mais, tel n'est pas le cas de la colonne vertébrale qui n'est que simplement sinueuse, dans un seul plan antéro-postérieur, et non hélicoïdale. Ensuite, la théorie mécanique s'applique à des colonnes de constitution homogène, c'est-à-dire d'un seul jet ou d'un seul fût ; mais elle n'est pas applicable au rachis qui n'est pas à proprement parler une colonne, mais une pile de disques superposés.

On a dit aussi, que les courbures rachidiennes sont produites par les différences de hauteur que présentent les disques vertébraux entre l'arrière et l'avant, la plus grande hauteur étant toujours tournée du côté de la convexité de la courbe. Mais c'est prendre l'effet pour la cause ; ces différences de hauteur sont amenées, créées par la formation des courbures ; elles en sont la conséquence et non la cause. En effet, reprenons une colonne droite formée de disques égaux incompressibles alternant avec des disques compressibles ; imprimons à cette colonne deux courbures de sens inverse, qui représenteront chacune deux arcs de cercle à peu près concentriques, mais de rayons différents.

Les rayons équiangulaires, menés du centre, déter=
mineront évidemment sur ces portions de courbes,
des arcs plus longs, plus hauts, du côté de la convexité que du côté de la concavité, comme dans la
construction d'une voûte de plein-cintre. Ces disques
égaux seront, du côté de la convexité, séparés par
une zone libre, sorte de secteur raréfié, leur permettant de se développer, tandis que, du côté de la
concavité, la pression supérieure met leurs bords
en contact et, par suite, s'oppose à leur plus grand
développement, puisque la place nécessaire manque.
L'accroissement de la vertèbre se fera donc toujours
sur l'arc du plus grand rayon, c'est-à-dire du côté
de la convexité.

IX. — Cage thoracique et abdominale.

Avant d'étudier l'action des forces antagonistes
qui font équilibre au poids des organes intra-thora-
ciques et abdominaux, nous devons compléter la
description mécanique du cylindre elliptique dans
lequel ces organes sont renfermés. La partie supérieure de ce cylindre est une sorte de cage à parois

mi-rigides, mi-flexibles, c'est le thorax; la partie
inférieure est formée par des parties molles simplement musculaires et aponévrotiques, prenant leurs
insertions en bas sur la ceinture osseuse ilio-pubienne, en haut sur les arcatures inférieures de la
cage thoracique. D'autre part, cette dernière est

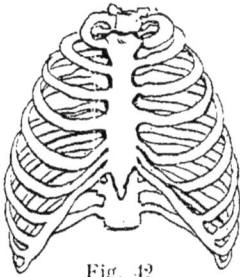

Fig. 42

doublée d'un revêtement musculaire élastique, actif,
qui s'insère inférieurement sur les arcatures de la
cage et en haut sur une ceinture osseuse discontinue,
formée par le sternum et les clavicules en avant, les
omoplates et la vertèbre cervico-dorsale en arrière.

La cage thoracique, considérée seule, a une forme
conoïde tronquée, ouverte au sommet comme l'indique la figure schématique suivante (fig. 42).

Dans l'ouverture supérieure passent les vaisseaux
du cou, artères carotides, veines jugulaires, la trachée, l'œsophage, etc. L'ouverture inférieure, beau-

coup plus grande, est fermée par le diaphragme, muscle radié, rayonnant, assez mince, qui s'insère sur tout le pourtour osseux de la cage et forme une voûte elliptique, ogivale, laquelle sépare les organes thoraciques, cœur et poumons, des organes abdominaux, foie, rate, estomac et intestins ; le sommet ou le centre de cette coupole musculaire est formé d'une aponévrose épaisse qui donne le point d'appui nécessaire à l'exercice des contractions des fibres musculaires, irradiant autour de ce centre, pendant les mouvements d'élévation et d'abaissement du diaphragme.

Les parois du thorax sont formées par des arcs osseux réunis entre eux par des muscles minces, dits muscles intercostaux ; ces arcs ou côtes sont symétriquement placés de chaque côté de la colonne vertébrale et viennent, pour la plupart, sauf les deux derniers, se réunir en avant par des cartilages épais qui les prolongent, à une sorte de plaque osseuse médiane, appelée *sternum*, sur laquelle ils s'arcboutent. L'articulation des côtes avec la colonne vertébrale se fait en deux points :

1º Par la tête de la côte appuyée au corps vertébral ou plutôt appuyée, en coin biseauté, sur deux disques vertébraux consécutifs avec chacun desquels elle est en contact par une facette oblique (fig. 43). Ce con-

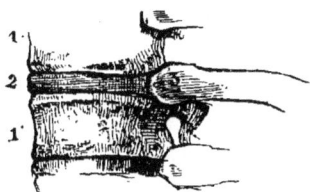

Fig. 43
Articulation des côtes avec les vertèbres

1. Corps vertébral
2. Disque élastique
3. Tête costale taillée en double biseau tronqué et s'articulant par deux facettes obliques avec deux vertèbres adjacentes.

tact se fait un peu en avant du pédicule de la vertèbre.

Le second point d'articulation est formé par la tu-

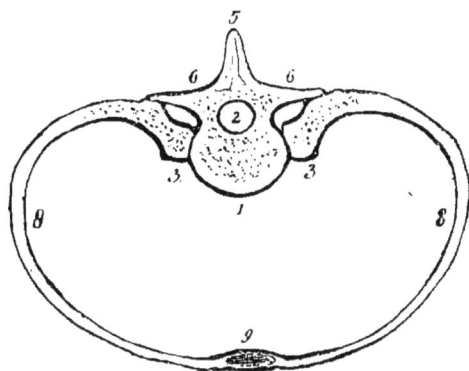

Fig. 44
Figure demi-schématique

1. Corps de la vertèbre
2. Canal rachidien
3. Tête costale
5. Apophyse épineuse
6. Apophyse transverse s'articulant avec la tubérosité costale
7. Pédicule ou isthme réunissant le corps aux apophyses
8. Arc costal
9. Coupe du sternum

bérosité costale postérieure qui vient s'appuyer et buter contre la face antérieure de l'apophyse transverse (fig. 44).

Cette articulation à double biseau de la tête costale avec les vertèbres voisines est remarquable : en
effet, elle permet à chaque côte qui en est munie un
mouvement alternatif, oscillatoire de haut en bas
et de bas en haut dont l'importance est considérable
au point de vue de l'acte respiratoire ; nous le mon-
trerons plus loin.

Quant à l'articulation de la tubérosité avec l'apophyse transverse, elle se fait au moyen d'une facette
regardant directement en arrière pour les quatre
premières côtes, et d'une facette regardant en bas et
en arrière pour les côtes suivantes, excepté pour les
deux dernières, c'est-à-dire pour les fausses côtes
ou côtes flottantes qui ne présentent pas de facettes
articulaires. Les moyens d'union entre les côtes et
les vertèbres sont représentés par des ligaments
rayonnés partant de la tête et s'étalant en éventail
sur chaque vertèbre adjacente et surtout par le ligament fibreux partant du sommet de l'angle de la
tête costale, ligament qui est en continuité avec le
disque élastique intervertébral.

Entre la tête et la tubérosité, sont situés deux
forts ligaments qui appuient énergiquement la tête
costale d'une part contre les vertèbres adjacentes,
d'autre part contre l'apophyse transverse. Leur

résistance est telle que si l'on essaye d'écarter vio-
lemment la côte de l'apophyse, la côte se brise et
casse avant que le ligament ne cède à la traction. La
figure 45 montre la disposition de ces ligaments.

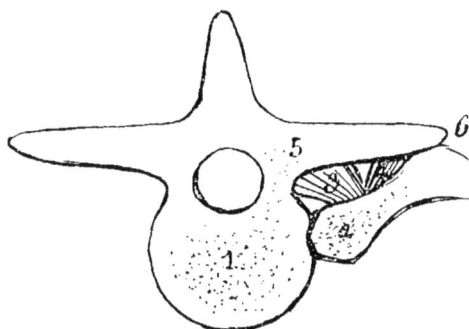

Fig. 45
Ligaments costo-vertébraux

1, Corps de la vertèbre
2. Tête costale
3-4. Ligaments d'union entre la côte et l'apophyse transverse 5
6. Tubérosité costale

On comprend que sous leur action énergique :
1° la tête costale ne puisse quitter l'espace intervertébral ou elle est encastrée ;

2° Que la tubérosité ne puisse perdre son contact
avec l'apophyse transverse.

La tête de la première côte s'appuie en plein, par
une facette plane, sur la vertèbre; il en résulte que
cette tête, butant contre une paroi solide, ne peut
prendre un mouvement alternatif de bascule autour

de son axe d'articulation vertébrale, comme le font les autres côtes; la onzième et la douzième côtes, qui sont flottantes, ne sont articulées aussi qu'avec un seul corps vertébral, mais non point sur toute la hauteur de la tête qui, d'ailleurs, ne présente pas de surface plane comme celle de la première côte.

Ainsi donc, la cage thoracique est formée par une série d'arcs osseux, elliptiques, à grand diamètre transverse, dont l'ouverture croît de plus en plus, de haut en bas; appuyés en arrière sur le système vertébral, ils se solidarisent en avant par leur insertion, particulière pour certains, conjuguée pour d'autres, sur une pièce osseuse commune, le sternum. Après cette description rapide de la cage du thorax, il nous faut montrer que son architecture était la seule compatible avec le rôle qu'elle doit jouer.

X. — Nécessité de la mobilisation des arcs costaux.

Considérons un arc costal complet, c'est-à-dire double, et supposons-le articulé perpendiculairement à la colonne vertébrale; il détermine ainsi une ellipse dans le plan horizontal, et la surface qu'elle intercepte est aussi grande que possible, car les deux arcs sont au maximum d'écartement par rapport à la vertèbre et au sternum.

En effet, si autour de ces deux pièces fixes on mobilise les deux arcs costaux, la surface de section interceptée par eux diminuera, soit qu'on les élève, soit qu'on les abaisse, comme l'indique leur ligne de projection sur le plan horizontal (fig. 46). Ce que nous

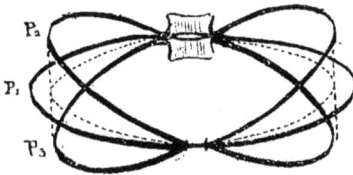

Fig. 46

Coupe du thorax

P_1 Position horizontale des arcs costaux autour du diamètre sterno-vertébral. Surface maxima.

P_2 Position oblique en hauteur   } Surface de section réduite indiquée
P_3 Position oblique en bas   }   en pointillé

disons pour un arc costal est vrai pour tous et notre raisonnement s'applique à la cage thoracique entière.

Si donc, la cage était formée d'arcs horizontaux immobilisables, elle aurait une capacité maxima invariable et les poumons qui y sont renfermés conser-

veraient un volume constant. Ce qui équivaut à dire
que les poumons ne subissant plus ni contractions,
ni dilatations, l'acte respiratoire ne saurait se produire et que, par conséquent, cette disposition n'est
pas compatible avec nos lois d'existence. Supposons
maintenant que ces arcs soient susceptibles d'oscil-
ler à charnière autour de deux pièces fixes diamétralement opposées, vertèbre et sternum, avec lesquelles ils sont articulés, quelle doit être la position
normale nécessaire de ces arcs?

Ce ne peut être que la position oblique inférieure.

En effet, le travail de la cage thoracique se décompose en deux portions correspondant à l'ampliation et à la dépression d'où :

1° Un travail actif dépensant de l'énergie ;

2° Un travail passif qui n'exige aucune dépense de
force. Car il est exactement égal et de sens contraire
au précédent et s'exécute forcément sous la seule
action de la pesanteur dès que le premier est terminé.

C'est ainsi que, pour élever un poids ou le maintenir à bras tendu dans l'horizontalité, il faut développer une force proportionnelle au poids soulevé,
tandis que le bras retombe de lui-même et revient à
sa position d'équilibre stable dès que l'on cesse
de vouloir tenir le bras levé ou étendu.

Puisque l'horizontalité des arcs ne permet pas
l'ampliation de la poitrine mais, au contraire, sa diminution, donnons-leur la position oblique en haut
pour permettre cette ampliation, en redescendant
vers l'horizontalité. Le rythme du travail respiratoire sera l'inverse de ce qu'il est en réalité, en fait ;
car l'expiration sera un travail actif tandis que l'inspiration sera passive. En effet, l'expiration exigera
une puissance musculaire considérable pour rapprocher les côtes les unes des autres dans ce mouvement d'élévation : de plus on voit que ce mouvement serait impossible avec l'architecture actuelle
du thorax, limité supérieurement par une ceinture
osseuse résistante, presque immobilisable et qui ne
pourrait, en devenant oblique, que diminuer la section de l'ouverture supérieure par laquelle passent
tous les vaisseaux et nerfs du cou ; or, ces organes
ne sauraient être comprimés sans danger. Enfin,
c'est au moment même où les côtes seraient devenues
horizontales que leur maintien dans cette position
exigerait la plus grande dépense de force pour les
empêcher, sollicitées par la pesanteur, de tomber
au dessous de cette position limite ; les muscles élévateurs intercostaux n'auraient, pour ainsi dire, jamais
de repos, car ils devraient donner : 1° un travail

pour élever l'arc costal au-dessus de l'horizontalité ;
2º Un travail pour le maintenir dans cette position
au-dessous de laquelle la pesanteur tend constamment et fatalement à l'entraîner.

Prenons au contraire la position oblique inférieure;
les muscles, prenant point d'appui sur les arcs supérieurs fixes et les clavicules, soulèvent facilement les
côtes inférieures pour les rapprocher de l'horizontalité où l'effort atteint son maximum; mais à ce
moment précis où l'ampliation maxima est obtenue,
les muscles cessant de se contracter, perdent leur
tonicité, laissent librement et longuement redes-
cendre tout l'appareil thoracique de sorte que toute
cette période de descente, plus rapide que la montée
est une période de relâchement, de repos plus longue que celle de l'effort, d'au moins un quart de
temps. Ainsi donc, effort moindre et moins long,
repos complet durant plus longtemps que l'effort :
tels sont les énormes avantages de la position oblique
inférieure des côtes; cette situation est donc la seule
rationnelle, elle est créée, imposée par les lois de
la pesanteur.

En résumé, le travail inspiratoire, déterminant
l'ampliation pulmonaire, est le seul qui exige une dépense de forces, puisqu'il correspond à l'élévation

d'un poids assez considérable, représenté par les poumons, la masse du sang, le cœur et les gros vaisseaux, etc. Ce sont, au contraire, tous ces organes qui, sollicités par la pesanteur, entraînent la dépression du thorax et par suite l'expulsion de l'air préalablement inspiré. Ce mouvement alternatif d'élévation et de descente exige pour les surfaces

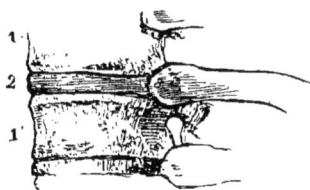

Fig. 47

Articulation des côtes avec les vertèbres

1. Corps vertébral
2. Disque élastique
3. Tête costale taillée en double biseau tronqué et s'articulant par deux facettes obliques avec deux vertèbres adjacentes

articulaires en contact, une forme particulière; si l'axe rachidien était d'une seule pièce, il devrait porter sur toute sa hauteur des empreintes bilatérales symétriques et concaves dans lesquelles viendraient s'articuler les têtes costales autour desquelles s'effectue le mouvement de rotation; en raison de la composition segmentaire de la colonne vertébrale

l'emplacement des surfaces articulaires devait nécessairement se trouver sur le disque intervertébral
dépressible qui peut facilement recevoir l'empreinte
de la tête costale; cette disposition en coin, entre
deux vertèbres exige que la tête articulaire soit taillée
en double biseau et présente ainsi une facette oblique
prenant contact avec une facette oblique correspondante sur chacune des vertèbres adjacentes (fig. 47).

Cette disposition, nécessaire à la mobilité des arcs
thoraciques, sera d'autant plus marquée que les mouvements de la côte auront plus d'amplitude et là où elle
n'existera pas, les mouvements seront extrêmement
limités. C'est ainsi que la première côte est presque
immobile, surtout chez l'homme, parce que s'articulant par une large facette plane avec un seul corps
vertébral résistant, sur lequel elle est montée horizontalement, elle est incapable de mouvement et ne
peut pour ainsi dire participer à l'ampliation thoracique. Par conséquent, pour qu'une cage osseuse,
formée par des arcs mobiles autour de deux pièces
fixes, diamétralement opposées, puisse se dilater,
augmenter de capacité, sans grand effort, il faut que
ces arcs soient montés obliquement aux pièces fixes
par lesquelles passent les axes de rotation, et les
arcs les plus mobiles seront ceux qui, plus particu-

lièrement, seront inclinés par rapport aux pièces fixes (fig. 48).

Les considérations relatives aux articulations costo-vertébrales sont aussi vraies pour les insertions costo-sternales, avec une variante nécessitée par le rôle et la constitution du sternum.

Le sternum doit jouer en avant, à certains égards,

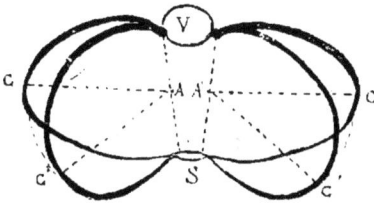

Fig. 48.

V. Vertèbre
S. Sternum
C C Arcs costaux en inspiration
C'C' Arcs costaux en expiration
A A' Centre des diamètres elliptiques transverses

le rôle de la colonne vertébrale. La continuité de celle-ci, la solidarité de ses éléments est assurée par l'action de la pesanteur, comme nous l'avons déjà démontré; mais le sternum, ne supportant aucune pression de haut en bas, n'aurait aucune solidité, s'il était formé de segments non intimement soudés les uns aux autres de manière à former une plaque osseuse continue ; son rôle, d'ailleurs, étant de réunir les extrémités antérieures des arcs costaux, de les solidariser en quelque sorte pour permettre l'ampliation thoracique d'arrière en avant, cet os ne peut être fixé, immobilisé ; il doit pouvoir se soulever en totalité sous l'action des ressorts costaux et en même temps qu'eux ; ce soulèvement, qui existe chez tous les individus, ne se fait pas également chez tous ; il est surtout prononcé chez les femmes qui, comprimant dans le corset la partie inférieure du thorax, ne permettent que l'ampliation de la partie supérieure et modifient ainsi l'éducation normale des muscles thoraciques. Il n'y a pas, à proprement parler, d'articulation des côtes avec le sternum ; cette articulation n'est pas directe, elle est médiate et se fait par l'intermédiaire de cartilages épais, plus souples, plus élastiques que les côtes, dont ils sont les prolongements plus ou moins étendus.

Les six premières côtes seules sont, en fait, reliées au sternum et encore la cinquième et la sixième ont leurs points d'attache presque confondus ; les septième, huitième, neuvième et dixième ont une articulation unique formée par un cartilage conjugué, reliant obliquement leurs extrémités au cartilage de la sixième, de sorte qu'elles ont une élasticité, une

ampleur de mouvement beaucoup plus grandes que
les côtes supérieures ; quant aux onzième et douzième côtes, elles sont libres, flottantes, immergées
en quelque sorte dans l'épaisseur des parois abdominales, auxquelles elles donnent la forme et un
cadre d'appui. La cage thoracique forme donc un cylindre elliptique, très échancré en avant, plus qu'en
arrière, grâce à l'obliquité des insertions costales
avec les vertèbres et le sternum, et cette obliquité
descendante augmente depuis le haut jusqu'en bas.
La première côte est presque horizontale, fortement
arcboutée contre le sternum et les apophyses trans-
-verses ; elle est, nous l'avons déjà dit, presque immobilisable, tandis que les suivantes, de plus en plus
inclinées latéralement, sont de plus en plus mobiles
et souples.

XI. — Mouvements thoraciques spéciaux.

La cage thoracique osseuse est complétée latéralement par les muscles intercostaux qui tapissent et
ferment les intervalles des côtes et elle est obturée
en bas par une voûte élastique, le diaphragme, qui
joue le rôle le plus important dans les mouvements
respiratoires. Nous ne nous occuperons, à cette place,

que de ces muscles, remettant à plus tard l'étude
des muscles qui ne sont pas seulement thoraciques
et respiratoires.

XII. — Muscles intercostaux

Les muscles intercostaux sont de deux ordres :
1° les intercostaux externes, qui vont de la tête à
l'angle des côtes, jusqu'à trois ou quatre centimètres
des cartilages costaux, et les intercostaux internes,
qui vont de l'angle des côtes jusqu'au sternum ; ces
deux couches musculaires empiètent donc l'une sur
l'autre et se recouvrent mutuellement dans la hauteur médio-latérale du thorax, tandis que, d'une
part, au voisinage du rachis, d'autre part, au voisinage du sternum, chaque couche existe seule. Les
intercostaux externes ont leurs fibres musculo-tendi-
neuses dirigées de haut en bas et d'arrière en avant
de plus en plus obliquement, tandis que les internes
ont leurs fibres dirigées de haut en bas et d'avant
en arrière, d'abord presque perpendiculairement,
puis obliquement, de sorte que sur la zone commune
les fibres musculaires des deux couches s'entrecroisent : cette disposition différente pourrait faire croire
à un rôle différent dans la mécanique respiratoire,

ce qui est faux. Les deux ordres de muscles sont inspirateurs, comme l'ont soutenu Borelli, Boerhaave, Cuvier et Duchenne de Boulogne. Ce qui a pu induire en erreur tous les autres anatomistes et physiologistes c'est la différence de direction des fibres et l'on peut s'étonner que Hamberger, dont le schéma

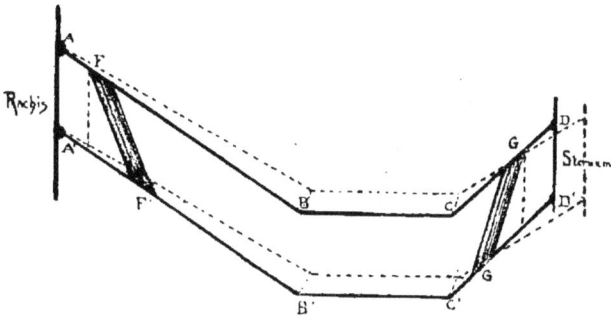

Fig. 49.

A B A' B'   Parallélogramme postérieur
C D C' D'   Parallélogramme antérieur
B C B' C'   Parallélogramme latéral.
F F'   Intercostaux externes
G G'   Intercostaux internes

Leur action commune relève les côtes et repousse le sternum en avant.

montre fort bien l'action des intercostaux externes, n'ait pas compris qu'en retournant son schéma il démontrait immédiatement que l'action des internes était la même que celle des externes. En effet, l'intervalle formé par deux côtes consécutives est composé de deux parallélogrammes obliques convergents réunis entre eux par un parallélogramme horizontal (fig. 49).

La fibre oblique FF', en se contractant, tend nécessairement à devenir perpendiculaire ou moins
oblique sur les deux côtes parallèles, il en est évidemment de même de la fibre GG'; toutes deux tendent donc à relever l'arc A'B'C'D' et à le redresser
dans un plan horizontal, ce qui se fait en tournant
autour des points articulaires A' et D', et comme
d'une part le point rachidien A' est immobilisé, c'est
le point sternal D' qui est porté en avant, car la contraction des fibres FF', GG' est impuissante à modifier la courbure de la côte A'B'C'D' : cela se comprend,

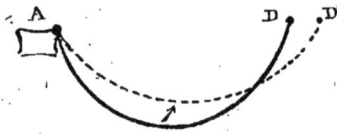

Fig. 50.

Mouvement des côtes dans l'inspiration

A. Centre articulaire costal fixe sur l'espace intervertébral
D. Articulation costo-sternale reportée en avant en D' par l'élargissement et le relèvement de l'arc costal

car les deux côtes étant également résistantes, l'une
ne peut donner un point d'appui suffisant pour que
la force y attachée puisse modifier la courbe de l'autre, tandis que l'on comprend très bien que la côté
inférieure se rapproche de la supérieure en exécu-
tant un léger mouvement de bascule autour des
centres A' et D' (fig. 50).

D'ailleurs, on ne saurait envisager un intervalle costal séparément ; tous les arcs de la cage thoracique sont solidaires dans leurs mouvements, qui sont d'autant plus amples et plus larges, que l'obliquité des arcs est plus grande ; enfin, il ne faut point exagérer l'importance du rôle respiratoire des muscles intercostaux qui est généralement, normalement assez faible, sauf chez la femme corsetée où leur action devient prépondérante, nous le démontrerons, après avoir étudié l'architecture et le fonctionnement du diaphragme.

XIII. — Diaphragme.

Le diaphragme est la voûte musculaire qui sépare la cavité thoracique de la cavité abdominale. Il s'insère : 1° par deux forts piliers tendineux, puis charnus, montant en avant des premières vertèbres lombaires devant lesquelles ils repassent un peu plus haut ; 2° puis, par une couronne fibro-musculaire, ou simplement musculaire rayonnant sur tout le pourtour costal inférieur jusqu'à la pointe de l'appendice xyphoïde. Les faisceaux internes des deux piliers s'entrecroisent, en forme de 8, en avant des vertèbres lombaires, formant ainsi, dans leur double boucle, deux ouvertures ovalaires par lesquelles

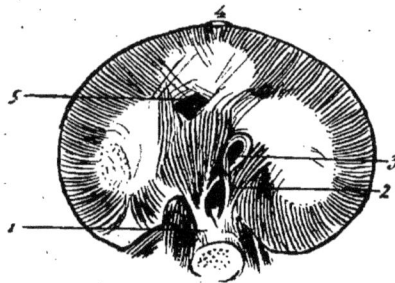

Fig. 51.

Diaphragme vu d'en-dessous

1. Vertèbre lombaire
2. Passage de l'aorte
3. Passage de l'œsophage
4. Extrémité du sternum ou appendice xyphoïde.
5. Passage de la veine-cave inférieure.

passent l'artère-aorte en arrière, et l'œsophage, en avant (fig. 51).

En raison même du contour suivi par ses insertions, le diaphragme se trouve partagé en trois régions bien distinctes ; l'une médiane, comprise entre les piliers lombaires et l'appendice xyphoïde ; cette partie presque horizontale en avant, s'incline en ar-

rière pour se raccorder avec ses piliers d'insertion
sur les vertèbres lombaires : les deux autres, latérales
et presque symétriques forment, de part et d'autre,
une voûte ogivale continuant la voûte médiane et
dont les bords reposent et se raccordent sur le
pourtour des six dernières côtes. Toute la partie
centrale du diaphragme est formée d'une aponévrose,
assez mince, représentant assez grossièrement l'aspect d'une feuille de trèfle privée de son pédicule :
une zone marginale, plus ou moins large, musculaire,
assez épaisse, réunit les trois folioles aponévrotiques.
A peu près à égale distance, entre la foliole droite
et la foliole médiane, se trouve une large ouverture
polygonale donnant passage à la veine-cave inférieure.
Sur le diaphragme aponévrotique reposent : au milieu, le cœur et les parties adjacentes, à droite et
à gauche les deux poumons dont la face inférieure
épouse la surface courbe formée par le dôme du diaphragme, remplissant ainsi l'espace angulaire qui
existe entre la paroi thoracique et la paroi diaphrag-
matique musculaire.

En résumé, on peut comparer le diaphragme à
une voûte ogivale, dont le sommet mobile peut
être partiellement abaissé par la contraction des
arceaux musculaires qui l'unissent au pourtour in-

férieur des côtes. C'est ce mouvement d'abaissement
prononcé surtout dans les parties latérales et en
arrière, qui augmente la hauteur du thorax et en
accroît la capacité, que les poumons remplissent à
mesure, en refoulant, sous la pression diaphragma-
tique, la masse intestinale et les muscles abdominaux qui sont en état de relâchement complet au
moment de l'inspiration. En même temps que le
diaphragme, les muscles intercostaux entrent en
contraction et soulèvent les parois thoraciques mobiles, en élargissant, comme on l'a vu précédemment, toutes les dimensions du thorax : en hauteur
par l'abaissement du diaphragme ; dans le sens antéro-postérieur, en projetant le sternum en avant et
dans le sens latéro-transverse, en ouvrant davantage
les arcs costaux. Il est à remarquer que dans ce
mouvement d'abaissement du diaphragme, les ouvertures qui donnent passage à l'aorte, à l'œsophage
et à la veine-cave inférieure, ne peuvent pas se ré-
tracter, mais qu'au contraire elles doivent s'agrandir.
Aussitôt que cesse la contraction du diaphragme et
des intercostaux, les parois thoraciques et abdominales s'affaissent, réduisant à la fois les deux cavités, de sorte que le diaphragme est refoulé en haut
par la masse des organes abdominaux ; ce refoule-

ment n'exige aucune dépense de force et se produit
en partie sous l'action de la pression atmosphérique,
en partie par le retour des muscles abdominaux à la
tonicité normale.

On comprend maintenant que les mouvements
d'abaissement du diaphragme et l'élargissement de la
base du thorax ne sont possibles que s'il y a liberté
pour les arcs costaux de s'ouvrir et pour les intestins
de s'élever et de s'abaisser alternativement. Or le
corset, muni d'un busc descendant souvent jusqu'à
l'ombilic et au delà, comprime les côtes et refoule
en bas la masse des intestins sur lesquels s'applique
continuellement le diaphragme. L'acte respiratoire
ne peut donc s'exécuter que dans la partie supérieure de la poitrine et c'est pourquoi la femme doit
nécessairement, dès qu'elle fait usage d'un corset
serré, s'apprendre à mobiliser ses arcs costaux supérieurs et ses clavicules. Cette éducation inspiratoire se fait et s'acquiert inconsciemment. Mais,
lorsque le corps est libre d'entraves, pendant le sommeil, la femme utilise son diaphragme et ses côtes
inférieures si toutefois celles-ci, trop longtemps
déprimées, n'ont pas subi une déformation persis-
tante et une sorte d'ankylose articulaire.

XIV. — Cavité abdominale.

La cavité abdominale est circonscrite par des parois souples élastiques, sauf en arrière, où cependant la colonne vertébrale reprend presque la même facilité, la même variété de mouvements qu'à la région cervicale. Limitée en haut par le diaphragme et en bas par la ceinture osseuse du bassin, elle est susceptible d'une ampliation assez considérable sans gêner le bon fonctionnement de la machine humaine.

Nous n'avons ici qu'à étudier rapidement le rôle des muscles principaux qui forment ses parois. Ces muscles sont disposés les uns sur les autres de manière à se prêter un mutuel appui, à se soutenir et à se compléter l'un par l'autre pour former une muraille souple et résistante.

Le plus profond est le muscle transverse qui, parti des vertèbres lombaires sous forme d'une aponévrose, devient charnu latéralement, se resserre entre les côtes inférieures et les crêtes des os iliaques, s'épanouit ensuite latéralement et en avant, où il redevient aponévrotique ; il envoie toutes ses fibres horizontalement entre l'appendice xyphoïde et le pubis ; toutefois, les fibres charnues ou transverses ne

recouvrent pas complètement toute la face antérieure
de l'abdomen, car celles d'un côté ne vont pas directement se réunir à celles du côté opposé ; elles laissent entre elles un grand espace elliptique allongé,
ayant pour grand axe une ligne allant de l'extrémité
inférieure du sternum à la symphise du pubis, en
passant par l'ombilic. Cet espace est comblé par
une aponévrose assez mince qui vient se réunir à
celle du coté opposé pour former une ligne de su-
ture, appelée la ligne blanche. Enfin, cette aponévrose est recouverte de haut en bas par deux longs
muscles aplatis, situées de part et d'autre de la ligne
blanche ; ce sont les muscles droits abdominaux
qui prennent leurs insertions supérieures au niveau de
l'appendice xiphoïde et de la septième côte, et leurs
insertions inférieures par un tendon aplati sur le
corps du pubis. Dans la région sus-ombilicale, ils
sont séparés l'un de l'autre par un petit intervalle
de 10 à 18 millimètres, mais dans la partie sous-
ombilicale, il n'y a entre eux qu'une mince cloison
médiane. Ces muscles présentent une disposition
particulière ; ils sont partagés transversalement en
plusieurs segments inégaux, quadrilatères, par des
intersections des bandes aponévrotiques qui renforcent le muscle et lui donnent une plus grande résis-

9

tance au déchirement ; il est facile de se rendre compte que des fibres musculaires, longues de 25 à 30 centimètres, juxtaposées seulement, pourraient aisément s'écarter l'une de l'autre dans le relâchement du muscle et permettre ainsi une déhiscence

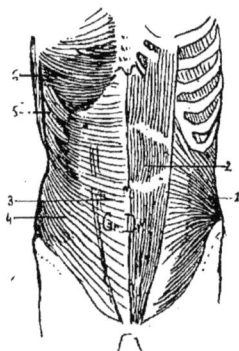

Fig. 52

Muscles de l'abdomen

1. Muscle transverse recouvert par le petit oblique
2. Grand droit sectionné par des bandes aponévrotiques
3. Ligne blanche
4. Grand oblique
5. Digitations du grand dentelé
6. Grand pectoral

ventrale, sous la pression du poids des intestins, tandis que leur sectionnement, en trois ou cinq parties, par des brides aponévrotiques les maintient accolées et offre la probabilité de limiter à un seul segment, l'écartement possible des fibres musculaires, (fig. 52). Les muscles droits abdominaux sont recouverts, comme par une gaîne, d'un autre feuillet aponévrotique faisant suite aux muscles grand et petit oblique. Le petit oblique parti des vertèbres lombaires remplit le détroit costo-iliaque et envoie ses fibres charnues rayonnant en éventail jusqu'au bord inférieur des dernières côtes et jusqu'au pubis en bas, en suivant l'arcade crurale, puis il se continue par une aponévrose qui, comme nous l'avons déjà dit, engaîne le muscle grand droit abdominal.

Le grand oblique prend ses insertions supérieures et latérales sur les cinq dernières côtes, par des digitations qui semblent nattées avec celles du muscle grand dentelé ; ses fibres descendent obliquement jusqu'à la limite du grand droit et se continuent par l'aponévrose commune à lui et au petit oblique.

Ainsi donc les parois abdominales sont constituées par des couches successives de fibres horizontales sur les côtés, en avant, de fibres verticales, latéralement et en avant de fibres obliques ascendantes et descendantes ; le tout est complété en avant par une large et longue aponévrose.

Le rôle mécanique des muscles abdominaux dans les mouvements du corps est relativement peu important ; c'est surtout, un rôle passif, pour ainsi dire inconscient. En effet, pour pencher le corps en avant,

il suffit de relâcher les muscles dorsaux sans contracter les muscles abdominaux, car la pesanteur entraîne immédiatement le thorax ; nous pensons qu'ils
servent surtout à compléter les parois de la cavité
abdominale, c'est-à-dire à protéger, à maintenir les
organes intestinaux sollicités par la pesanteur et de
plus par leur élasticité propre, leur plasticité, à agir
sur cette masse mobile soit pour la comprimer, la
modifier, la refouler en haut, etc., par exemple,
après la contraction du diaphragme, pendant l'expiration ; à ce titre, se sont des muscles expirateurs,
mais simplement parce que, après avoir été disten-
dus plus ou moins, ils reviennent d'eux-mêmes à
leur tonicité normale.

Toutefois, ces muscles sont, comme tous les autres, susceptibles d'éducation et dans certains pays
d'Orient, les femmes pratiquent une danse spéciale
où les muscles du ventre jouent un grand rôle. Cette
gymnastique particulière est une sorte de massage
actif, qui en nécessitant, en développant une grande
souplesse dans les articulaires lombaires et ilio-sa-
crées est utile chez la femme et qui d'ailleurs a déjà
été utilisée avec avantage pour régulariser le fonctionnement intestinal chez des personnes atteintes de
constipation invétérée.

A peine est-il besoin de faire remarquer la grande différence d'architecture des parois thoraciques et des parois abdominales. Les premières, presque rigides, assurent à la cavité supérieure un volume presque constant, nécessaire au libre jeu des poumons ; les autres, très souples, permettent à la cavité inférieure une grande variation de volume et ne sauraient être aussi rigides, car, s'il en était ainsi, l'homme ne pourrait pour ainsi dire pas incliner le tronc sur les membres inférieurs, ni latéralement, ni antérieurement.

CHAPITRE IV

I. — Ceinture osseuse supérieure.

Le sommet de la cage thoracique ou plutôt les arcs thoraciques supérieurs sont en quelque sorte doublés, protégés par une ceinture osseuse incomplète, formée de pièces ayant entre elles des connexions solides et résistantes, quoique assez souples et assez lâches pour leur permettre, non-seulement une certaine indépendance les unes vis-à-vis des autres, mais encore une somme de mouvements assez étendus et variés. Cet avantage résulte de ce que les pièces osseuses qui la constituent ne sont pas directement en contact les unes avec les autres, mais sont reliées entre elles par des ligaments souples et puissants et d'aponévroses élastiques qui comblent les brèches et les intervalles que laissent entre elles les

pièces osseuses. De plus, la ceinture osseuse supérieure, sert à rattacher la charpente du membre supérieur à celle du tronc. Elle constitue, dans le
schema dont nous nous sommes servis au commen-
ment de cet ouvrage pour représenter le quadrupède
type et le bipède, la barre transversale du tréteau

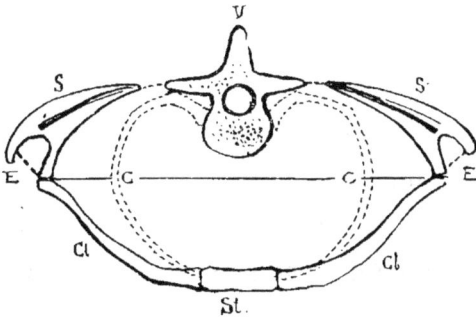

Fig. 53
Ceinture osseuse supérieure

St.	Sternum	S.	Omoplate
Cl.	Clavicule	V.	Vertèbre
C C	Première côte arcboutée sur le sternum et les clavicules.	EE.	Diamètre de l'ellipse. Echancrures articulaires des omoplates.

d'avant; cette barre qui n'existe pas en réalité n'est
autre chose que le diamètre, le grand axe de la
courbe elliptique que forme la ceinture osseuse supérieure, vue d'ensemble. En effet, celle-ci est constituée en avant par le sternum et les clavicules, en
arrière par la vertèbre proéminente qui sert de transition entre les cervicales et les dorsales et par les
omoplates ou os scapulaires (fig. 53).

Les membres supérieurs, s'articulant dans les échancrures EE des scapulums, leur poids tire en avant et vient exercer son action par les clavicules sur le sternum. La pièce sternale est donc en réalité le point d'appui, la clef de voûte de cet arc osseux ; c'est sur elle que s'appuient en arcs-boutants, les clavicules, pour maintenir l'écartement des os scapulaires et par suite celui des épaules et des bras. Prise ainsi dans son ensemble, la ceinture osseuse supérieure nous offre un remarquable exemple de résistance, en avant, de souplesse et de mobilité, en arrière, dont aucune des étonnantes machines, dues au génie de l'homme, ne peut donner l'idée ; car elle réunit la solidité de celles-ci à une facilité, une élasticité, une complexité de mouvements qu'elles ne possèdent aucunement. Nous allons successivement étudier les rapports de ses différentes pièces et leur rôle particulier, simple ou combiné.

II. — Articulations sterno-claviculaire

Clavicule.

La partie supérieure de la plaque osseuse qu'on appellent sternum, présente latéralement deux échancrures en quart de cercle, complétées inférieurement par le cartilage d'union de la première côte : c'est dans la demi-circonférence ainsi formée que vient se loger la tête interne de la clavicule (fig. 54).

Cette tête n'est en contact immédiat ni avec le ster-

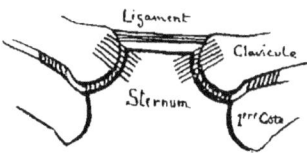

Fig. 54

Articulation sterno-claviculaire

num, ni avec la première côte, car il y a interposition d'une lame cartilagineuse qui recouvre ses facettes articulaires. L'intervalle est de deux à trois millimètres dans le bas de l'échancrure sternale, et c'est sur cette face évidée que glisse la tubérosité inférieure de la tête claviculaire. Les deux extrémités internes des clavicules dépassent supérieurement le bord du sternum; elles sont réunies entre elles par un fort ligament interclaviculaire qui les fixe au sternum, contre lequel elles s'appuient dans leur rotation. Deux ligaments, antérieur et postérieur, unissent les faces claviculaires et sternales et un ligament costo-claviculaire inférieur limite le jeu de l'articulation en fixant la clavicule à la première côte. Cette

disposition montre que, rationellement, les mouvements de l'articulation sterno-claviculaire doivent
être de petite amplitude et que les différentes pièces
sont très dépendantes les unes des autres ; c'est, en
effet, un mouvement de soulèvement en totalité qui
se produit normalement dans la respiration. Cependant, il peut exceptionnellement se produire une
grande liberté dans l'articulation de la clavicule avec
le sternum, par la répétition longtemps exercée d'un
mouvement de rotation du bras, d'arrière en avant.
Dans ce mouvement transmis à l'épaule, la clavicule décrit une sorte de surface conoïde dont le
sommet se trouve à l'articulation sterno-claviculaire ;
peu à peu la tête claviculaire prend du jeu entre les
ligaments et devient très mobile. Ainsi, nous avons
vu, il y a quelques années dans un service d'hôpital,
une femme dont la clavicule droite tournait sur le
sternum avec une extrême facilité ; la tête claviculaire était devenue beaucoup plus volumineuse et
plus ronde qu'à l'ordinaire. Cette femme brûlait du
café tous les jours depuis quinze ans et le mouvement
de rotation qu'elle devait imprimer à la manivelle
du brûloir et qui, tout d'abord, ne produisait qu'un
faible déplacement de l'épaule et de la clavicule, avait
peu à peu augmenté la souplesse et l'élasticité des

ligaments sterno-claviculaires au point de déterminer sur le sternum une articulation très mobile, très ample, allant presque jusqu'à la luxation.

III. — Articulation scapulo-claviculaire.

La clavicule est un os à double courbure antéro-postérieure. Dans ses deux tiers internes, elle est convexe en avant et concave en arrière, et, dans le

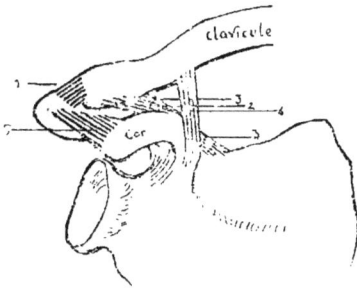

Fig. 55.

1 Ligament-claviculaire.
4 Ligament vertical.
5 Ligament acromio-coracoïdien formant voûte au-dessus de la cavité articulaire.

dernier tiers externe, le plus voisin de l'épaule, elle est concave en avant et convexe en arrière. Elle s'infléchit de cette manière au moment où elle passe pardessus l'apophyse coracoïde de l'omoplate (fig. 55).

pour aller s'articuler avec l'acromion, un peu en arrière, par une facette presque plane : elle forme donc un puissant arcboutant entre l'acromion en arrière et le sternum en avant ; et, comme cette dernière pièce osseuse est pour ainsi dire immobile, on voit que le rôle de la clavicule est surtout de maintenir, rejetées en arrière, les épaules qui ont une tendance à tomber en avant, entraînées par le poids des bras. La clavicule passe à quelques millimètres au-dessus de l'apophyse coracoïde à laquelle elle est reliée par un fort ligament qui complète supérieurement la voûte de l'articulation de l'épaule : elle est aussi maintenue par un ligament presque vertical, la reliant à l'omoplate, juste à la base de l'apophyse coracoïde. L'articulation de la clavicule avec l'acromion se fait par une double facette elliptique recouverte par un fibro-cartilage, très résistant et très souple, de 2 à 4 millimètres d'épaisseur ; la clavicule est reliée à l'acromion par un très puissant ligament réunissant leurs bords supérieurs ; le ligament inférieur existe à peine car il n'a aucun rôle utile à remplir, tandis que le supérieur devra résister aux pressions exercées de bas en haut par la tête de l'humérus.

IV. — Omoplate ou scapulum.

L'omoplate ou scapulum, qui forme le segment latéro-postérieur de la ceinture osseuse, est un os ayant la forme d'une pyramide oblique à base pentagonale, dont les faces, très inégales en surface, au-

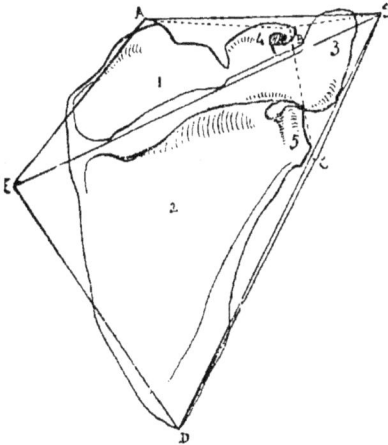

Fig. 56.

A B C D E. Base de la pyramide oblique ayant son sommet en S.
Les faces 1 et 2, évidées, forment les fosses sus et sous-épineuses.
La face 3, externe, est la face articulaire surplombée par l'acromion
  et l'apophyse coracoïde.

raient été évidées pour donner insertion aux muscles qui doivent l'actionner (fig. 56).

La face antérieure est concave en avant, épousant presque la courbure des côtes auxquelles elle est tangente; la face postérieure est partagée en deux parties inégales par la troisième arête de la pyramide, dite épine de l'omoplate; cette arête sépare les deux évidements ou fosses sus-épineuse et sous-épineuse, dans lesquelles sont logés et insérés les muscles de même nom. Quant à la face externe, du côté du bras, elle a une forme très irrégulière en raison même de l'évidement des autres faces de la pyramide. En effet, cet évidement lui donne l'aspect d'une étoile à trois rayons irréguliers, les deux rayons supérieurs, surplombant la facette centrale en raison de l'obliquité des arêtes; le rayon inférieur, qui forme le bord axillaire de l'omoplate, est plus allongé que les autres; d'autre part ces arêtes, et surtout la postéro-supérieure, l'épine de l'omoplate, s'élargissent à leur extrémité parce qu'elles empiètent sur chacune des faces adjacentes, de manière à former deux butoirs osseux, deux arc-boutants au-dessus, en avant et en arrière de la facette articulaire centrale. Le butoir d'avant est l'apophyse coracoïde, celui d'arrière est l'acromion, plus large et plus fort. La tête externe de la clavicule passe, nous le savons, au-dessus de l'apophyse coracoïde pour venir au contact de l'acromion, formant ainsi le troisième arc de la voûte du toit de l'articulation scapulo-humérale. Le bord interne de l'omoplate, bord spinal parce qu'il est le plus voisin de l'épine dorsale, est le plus long : son tiers supérieur, au-dessus de la crête scapulaire, est oblique, légèrement incliné et recourbé en avant vers le thorax ; les deux autres tiers inférieurs sont presque droits.

Le rôle mécanique de l'omoplate est double, car il est pour le bras un appui et aussi un levier à triple effet, en raison des insertions musculaires distribuées sur ses trois faces excavées et sur ses arêtes. Laissant provisoirement de côté le membre supérieur, nous pouvons nous occuper maintenant du revêtement musculaire de la cage thoracique et du cou et compléter ainsi l'étude mécanique de la colonne vertébrale et de la partie supérieure du tronc.

CHAPITRE V

I. — Musculature du tronc.

Nous avons déjà vu en partie les muscles de la région antérieure du tronc ainsi que les muscles abdominaux et les muscles intercostaux ; il nous reste à étudier les muscles plus superficiels qui recouvrent le thorax, et d'autre part, tous les muscles de la région postérieure située au-dessus du bassin. Il y a lieu de distinguer deux systèmes musculaires dans cette dernière région : 1° le système musculaire rachidien proprement dit, ou système des muscles profonds ; 2° le système dorsal ou système des muscles superficiels.

II. — Système musculaire rachidien.

Les muscles rachidiens, tous situés en arrière de la colonne vertébrale, ont pour principal rôle mécanique de maintenir celle-ci dans son unité, sa solidarité et sa stabilité de direction et d'équilibre sur le bassin ou mieux sur le sacrum encastré entre les deux os iliaques. Ce sont donc ces os qui donneront les points d'appui pour les insertions fixes des muscles rachidiens et dorsaux ; quant aux points d'insertions mobiles, ils sont extrèmement nombreux et placés en séries, l'une médiane, les autres symétriques, par rapport à l'axe idéal rachidien ; la série médiane est celle des apophyses épineuses des vertèbres ; les autres sont formées par les apophyses transverses, continuées elles-mèmes par la face postérieure des côtes à la région dorsale.

Parmi les muscles qui actionnent la colonne vertébrale, il en est qui sont parallèles à son axe, et d'autres qui croisent cet axe à angle aigu. Les uns et les autres se subdivisent en deux groupes. Les premiers ou muscles parallèles longitudinaux se distinguent en médians et latéraux. Les seconds ou muscles obliques se partagent en convergents et divergents. Cette classification due à Sténon, résume

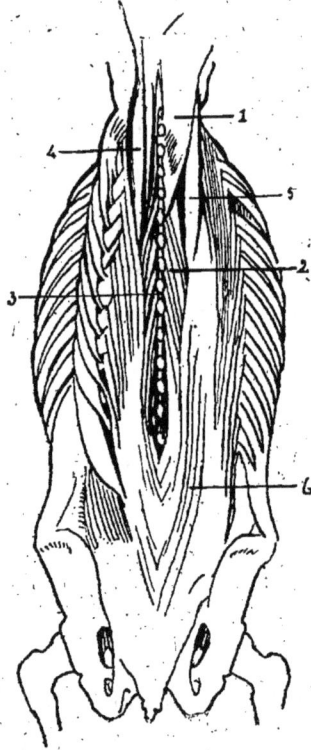

Fig. 57.

1. Splenius.
2-3. Insertions épineuses.
4. Grand complexus.
5. Transversaire.
6. Origine des faisceaux du long dorsal rejeté sur le côté.

à grands traits la disposition générale des muscles qui se pressent autour du rachis et met très bien en lumière les analogies et les différences qu'ils présentent. Par conséquent, suivant que leurs insertions se font sur les saillies épineuses ou transversaires, il devient facile de définir les deux groupes de muscles longitudinaux et les deux groupes de muscles obliques; les longitudinaux-médians sont des épineux; les longitudinaux-latéraux sont des muscles transversaires; les obliques convergents sont des muscles transverso-épineux et les obliques divergents sont des muscles épino-transversaires (fig. 57).

Les muscles épineux sont des faisceaux simples ou composés se rendant d'une apophyse épineuse à l'autre; ils forment une série unique reliant toutes les apophyses épineuses; ils sont peu puissants et par suite peu importants; ils agissent comme extenseurs ou redresseurs de la colonne vertébrale, préalablement inclinée.

III. — Muscles transversaires

Ceux-ci sont beaucoup plus importants par leur nombre et par leur volume; ils sont de trois catégories différentes suivant qu'ils se subdivisent ou non;

les uns sont simples dans toute leur étendue, formant un lien, une corde puissante ; les autres, sim-

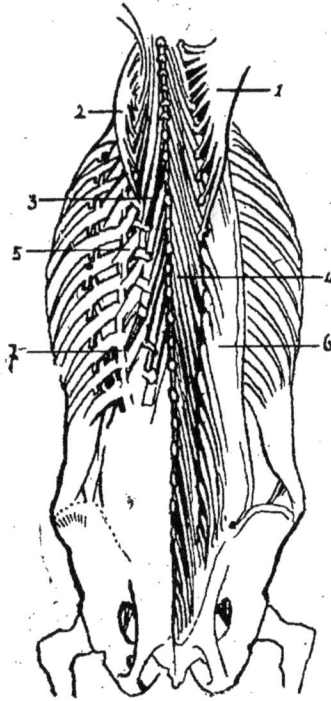

Fig. 58.

1. Grand complexus relevé.
2-3. Série des transversaires épineux.
4. Série profonde des interépineux transverses.
5-7. Insertions costales.
6. Long dorsal rejeté sur le côté droit.

ples à une de leurs extrémités, se subdivisent à leur
autre extrémité pour se fixer à différentes pièces osseuses ; d'autres enfin, compacts, simples en leur
milieu, se subdivisent à leurs deux extrémités.

Les plus profonds sont les muscles interépineux transverses, remplissant presque les gouttières latérales, limitées par les apophyses épineuses d'une part, et les apophyses transverses d'autre part (fig. 58).

En bas, ces muscles prennent leur insertion fixe sur la crête et le bord postérieur des os iliaques qui forment les côtes de l'angle sacro-iliaque à sommet inférieur et ils prennent leur insertion mobile sur les apophyses épineuses supérieures, en général sur la quatrième ou la cinquième vertèbre au-dessus de celle où ils ont pris leur insertion transverse. Leurs fibres, à peu près parallèles entre elles, forment, avec la direction médiane des apophyses épineuses, un angle à sommet supérieur d'environ 25°. La contraction des faisceaux les plus bas immobilise les dernières vertèbres lombaires; les faisceaux supérieurs insérés sur les apophyses transverses des vertèbres lombaires ainsi fixées, immobilisent et redressent à leur tour les vertèbres supérieures et ainsi de suite, de sorte que l'action totale des faisceaux transversaires épineux est de transformer la tige vertébrale segmentée en une tige rigide, unifiée par la pression ainsi exercée sur toutes les vertèbres de haut en bas; en effet, si nous considérons deux faisceaux transversaires symétriques, insérés sur la même apophyse épineuse, ces deux faisceaux ayant une égale puissance forment deux composantes angulaires égales dont la résultante est la bissectrice de leur angle et dirigée comme elles de haut en bas (fig. 59).

Chaque paire a donc une action unique qui

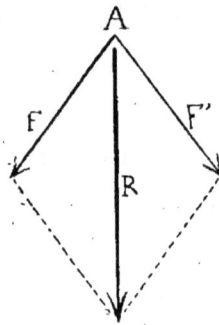

Fig. 59.

s'exerce suivant la ligne des saillies épineuses et s'ajoute ainsi à l'action des muscles épineux simples.

Les faisceaux transversaires épineux sont doublés, recouverts par la masse des épineux transversaires qui forment le muscle long dorsal et plus en dehors et plus superficiellement le muscle sacro-lombaire. Ces deux muscles sont réunis en bas, tous deux soudés à la même aponévrose large et puissante qui re-

couvre tout l'angle sacro-iliaque et remonte même
plus haut de chaque côté de la colonne vertébrale
par des bandelettes parallèles : toutes leurs fibres
sont obliquement dirigées de bas en haut de l'apophyse épineuse médiane à l'apophyse transverse de la
vertèbre située à quatre ou cinq rangs au dessus.

La masse commune aux muscles longs dorsal et
sacro-lombaire, s'étend verticalement de l'os iliaque
à la douzième côte : sa face postérieure convexe est
recouverte par l'aponévrose lombo-dorsale et la face
antérieure répond aux apophyses transverses des
vertèbres lombaires et au muscle transverse de l'abdomen ; la masse charnue, née de l'aponévrose, se décompose en deux gros faisceaux, l'un interne ou long
dorsal, l'autre externe ou sacro-lombaire. Le long
dorsal offre la forme d'une longue bande musculaire, épaisse et verticalement ascendante, qui se termine en pointe à la partie supérieure du dos ; sur ce
trajet, il détache trois séries de faisceaux qui, par des
bandelettes aponévrotiques, vont s'insérer : 1° les
uns, en dehors, entre l'angle et la tuberosité des côtes ;
2° les seconds, profonds, aux sommets des apophyses
transverses et 3° les derniers, internes et superficiels,
aux apophyses épineuses des vertèbres lombaires et
des dernières dorsales : d'où la désignation de fais-

ceaux costaux, faisceaux transversaires et faisceaux
épineux. Les transversaires sont les plus volumineux
et les plus nombreux, généralement au nombre de
dix=sept.

Le muscle sacro-lombaire s'étend de l'os iliaque à
l'apophyse transverse de la troisième vertèbre cervicale ; il répond successivement aux lombes, au thorax et à la moitié inférieure du cou; sa portion
lombaire, très volumineuse, prismatique et triangulaire, entièrement charnue, s'amincit de dedans en
dehors. A mesure que le muscle s'élève, sa masse
diminue en raison des faisceaux musculaires qu'il
abandonne à droite et à gauche et qui, par des bandelettes aponévrotiques, vont se fixer sur le bord
inférieur des côtes, au niveau de leur angle, et d'où
repartent douze petits faisceaux costaux ou faisceaux
de renforcement, qui se dirigent en haut et en dedans, croisant ainsi, à angle aigu, ceux qui viennent
de la région lombaire. Ces faisceaux costaux sont, en
fait et comme action, opposés aux faisceaux lombaires
et jouent le même rôle que les transversaires épineux.

Ainsi donc, le long dorsal et le sacro-lombaire
sont des muscles divergents, présentant quelque peu
l'apparence d'une feuille de palmier non entièrement ouverte, en haut.

L'action de tous ces faisceaux est donc de sens
contraire à celle des transversaires épineux, mais la
résultante des forces composantes est encore dirigée
suivant la bissectrice de leur angle, suivant l'axe
rachidien. Par conséquent, la compression des éléments, le redressement et la rigidification de la
colonne vertébrale, se fait par eux de bas en haut.
Les deux séries de muscles transversaires agissent
donc dans le même but, qui est le maintien des éléments vertébraux en série cohérente, grâce à ces
deux forces que l'on peut considérer comme appliquées l'une au sommet, l'autre à la base de la
colonne vertébrale, et représentant, l'une, la résultante des faisceaux transversaires épineux, agissant
de haut en bas, et l'autre, celle des épineux transversaires agissant de bas en haut.

CHAPITRE VI

I. — Muscles du cou

Région profonde supérieure

Cette région, qui s'étend de l'occipital à la troisième vertèbre du cou, renferme quatre paires de muscles symétriquement disposés par rapport à la ligne médiane épineuse. Ce sont les deux paires de muscles droits, grands et petits, insérés en haut au-dessous de la ligne courbe de l'os occipital, en bas, sur les tubercules épineux de l'atlas et de l'axis ; leur action simultanée redresse ou fait pencher la tête en arrière ; leur action séparée incline la tête à

droite ou à gauche, mais d'une façon à peine sensible, en raison du peu de longueur de ces muscles
(fig. 60). Les muscles obliques peuvent être considérés comme un muscle digastrique ; le premier faisceau

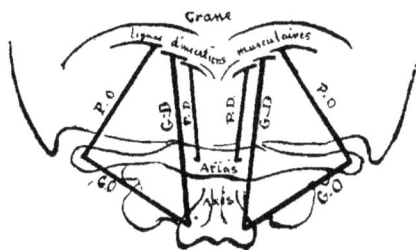

Fig. 60.

P D. Petit droit.
G. D. Grand droit.
P. O. Petit oblique.
G. O. Grand oblique.

se rendant du tubercule épineux de l'axis à l'apophyse
transverse de l'atlas et le deuxième faisceau allant
de cette apophyse à la ligne courbe de l'occipital,
un peu en dessus et en dehors de l'insertion du grand
droit ; l'apophyse transverse de l'atlas joue, en quelque sorte, le rôle d'une poulie de renvoi. L'action
combinée des deux paires de muscles obliques redresse et fait pencher la tête en arrière ; leur action
séparée incline la tête à droite ou à gauche sur l'axis
et sur l'atlas, mais avec plus d'énergie que les droits.

II. — Couches moyenne et superficielle occipito-cervicales

Complexus et splenius

Les muscles de la couche profonde que nous venons d'étudier sont recouverts et doublés mécaniquement par des muscles plus puissants et de plus grandes dimensions ; mais leur action est absolument la même. En effet, les muscles complexus insérés en arrière de l'os occipital, descendent directement de chaque côté de la ligne des apophyses épineuses et envoient des bandelettes d'insertion aux apophyses transverses des vertèbres cervicales et et dorsales supérieures ; ils doublent donc les longs dorsaux et, en se contractant, tirent et renversent la tête en arrière.

Les deux splenius sont obliques, formant un angle ayant son sommet en bas, sur la ligne des apophyses épineuses depuis les cervicales inférieures jusqu'à la sixième dorsale ; ils forment ainsi deux larges bandelettes charnues qui vont s'insérer sur les côtés de l'os occipital, jusqu'à l'apophyse mastoïde.

Leur action est donc celle des obliques de la tête ; ils inclinent la tête à droite et à gauche et en arrière ; combinés aux complexus, ils constituent une masse charnue, puissante, avec gouttière médiane ; c'est la masse musculaire de la nuque avec la gouttière des complexus.

Tous les muscles que nous avons passés en revue ont ceci de commun : c'est que leur rôle mécanique, assez simple, ne met en rapport que les divers segments de la colonne vertébrale entre eux, tête comprise, et avec la partie postérieure des côtes. Aussi leurs mouvements sont-ils peu étendus ; tandis que les autres muscles, que nous n'avons pas encore examinés, tant à la région thoracique antérieure qu'à la région dorsale et lombaire, mettent en rapport le tronc avec la tête et les bras.

III. Couches moyenne et superficielle dorsales

Rhomboïde, angulaire de l'omoplate, trapèze et grand dorsal.

Bien qu'il soit entièrement recouvert par le trapèze, le muscle rhomboïde peut être compté dans cette série, parce qu'il met en rapport l'omoplate avec l'axe rachidien.

C'est lui qui, principalement et avec le trapèze,

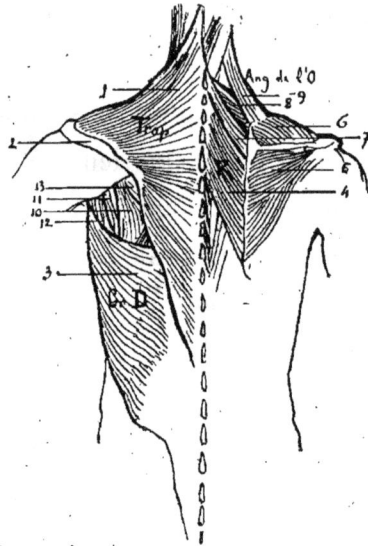

Fig. 61.

1. Trapèze.
2. Épine de l'omoplate.
3. Grand dorsal.
4. Rhomboïde.

5. Sous-épineux.
6. Sus-épineux.
9. Angulaire de l'omoplate.

ferme, en arrière, la ceinture supérieure et lui donne de la souplesse ; en effet, ce muscle, qui a tout à fait la forme d'un parallélogramme, prend son insertion fixe sur la ligne épineuse rachidienne, entre la sixième cervicale et la quatrième dorsale et son insertion mobile sur les quatre cinquièmes du bord vertébral de l'omoplate, de sorte que ses fibres sont obliquement dirigées de haut en bas (fig. 61).

Le muscle trapèze est extrêmement intéressant, en raison de la direction de ses fibres convergentes vers l'épaule, qui en font, en quelque sorte, un muscle triple ou à triple action.

Il présente l'aspect d'un vaste quadrilatère formé par deux triangles isocèles juxtaposés par leur base au niveau de l'épine de l'omoplate et de la première vertèbre dorsale. Le triangle supérieur a son sommet qui s'insère presque au milieu de la ligne courbe de l'os occipital et toutes ses fibres rayonnent, à partir de cette ligne et des apophyses épineuses : 1° vers les clavicules en avant et 2° vers l'épine de l'omoplate en arrière, en descendant obliquement (fig. 61-62). Le triangle inférieur, plus grand et plus aigu, a son sommet en bas, vers la onzième ou douzième dorsale et ses fibres s'insèrent aux apophyses épineuses de la région, en divergeant obliquement de bas en haut, pour aller retrouver l'insertion aponévrotique centrale du triangle supérieur; il y a ainsi cinq points d'insertion aponévrotiques : 1° à l'occipital, en haut ; 2° à la douzième dorsale, en bas ; 3° et 4° aux épines scapulaires avec les attaches d'autres muscles latéraux, et 5° au centre du quadrilatère, c'est-à-dire au niveau de la vertèbre proéminente. Lorsque le trapèze entre en totalité en contraction, il tend à mettre sur le même plan que la proéminente : 1º son point d'insertion occipitale, 2º les omoplates et 3e son insertion dorsale ; c'est donc

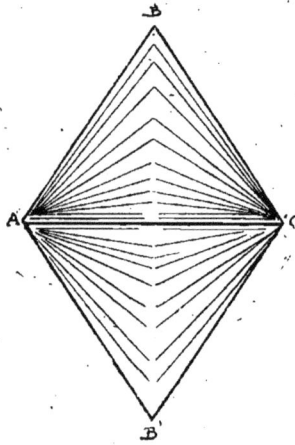

Fig. 62.

Schema du muscle trapèze.

B: Insertion occipitale.
B': Insertion dorso-lombaire.
A. C. Insertions scapulaires.

un puissant redresseur de la tête et de la partie supérieure du tronc. Quand le triangle supérieur agit seul, il incline la tête en arrière ou élève l'épaule en même temps que l'angulaire de l'omoplate qui, soudé aux apophyses transverses de l'axis et de

l'atlas, d'une part, et au cinquième supérieur du
bord vertébral du scapulum d'autre part, fait basculer celui-ci autour de l'articulation de l'épaule.
Quand, au contraire, c'est le triangle inférieur qui
agit seul, il tire sur l'épine de l'omoplate presque
horizontalement et inférieurement et, par suite, fixe
cet os qui fournira ainsi un point d'appui aux
muscles particuliers de l'épaule, au deltoïde, par
exemple, et aux sous-scapulaires. Le muscle grand
dorsal revêt toute la partie supérieure du tronc, depuis la sixième ou septième vertèbre dorsale jusqu'au sacrum et aux crêtes iliaques supérieures ;
son aponévrose d'insertion forme une sorte de
losange ayant pour grande diagonale l'épine du
rachis, depuis la sixième dorsale jusqu'à l'extrémité
coccygienne, et pour petite diagonale, une ligne
tangente, en arrière, aux deux crêtes iliaques. De
cette aponévrose partent des faisceaux fibreux, convergeant en haut et contournant le thorax, pour
venir s'insérer, par un tendon aplati, sur l'os supérieur du bras en le contournant en dedans. Son action s'ajoute en partie à celle du trapèze pour compléter la tension du plancher dorsal et relier
solidement la partie dorso-lombaire du rachis aux
crêtes iliaques ; mais son insertion humérale montre

qu'il exerce principalement son action sur le bras ;
nous l'étudierons plus loin.

IV. — Région antéro-latérale musculaire
du cou et du thorax

Nous partagerons les muscles de cette région en
trois groupes :

1º Le groupe médian profond ou prévertébral ;
2º Le groupe latéral profond ;
3º Le groupe latéral superficiel.

Groupe médian profond ou prévertébral

Ce groupe est formé par les muscles grand droit
antérieur et long du cou qui sont les antagonistes
immédiats des muscles épineux et longs dorsaux ;
leur puissance est beaucoup moindre. Le droit antérieur s'insère sur les apophyses transverses des
quatre dernières cervicales, en bas, et à la base du
crâne sur le côté de l'apophyse basilaire, en haut ;
par conséquent, juste en avant de l'articulation de
l'atlas sur l'axis.

Le muscle dit long du cou monte sur la partie antérieure et latérale des trois premières dorsales et des cinq dernières cervicales pour se fixer en avant de l'apophyse basilaire, juste dans l'intervalle des droits antérieurs ; leur rôle commun est donc d'incliner la tête en avant et surtout de commencer ce mouvement de flexion qui pourra ensuite être continué par d'autres muscles latéraux. Comme la partie antérieure de la tête est plus lourde que la postérieure, il suffit qu'il y ait relâchement des muscles post-cervicaux pour qu'elle s'incline immédiatement ; quand les deux ordres de muscles agissent ensemble, ils immobilisent la tête verticalement sur l'axis : la tête est maintenue droite.

Groupe latéral profond

Les plus importants du groupe sont les muscles scalènes qui, inférieurement, s'insèrent, par trois tendons situés un peu en avant l'un de l'autre, sur les deux premières côtes, à l'endroit où leur courbure change de sens et de postérieure devient antérieure (fig. 63).

Le tendon interne est un peu en avant de ce point

sur la première côte ; le tendon externe, un peu en arrière sur la deuxième.

En haut, ils s'insèrent par sept tendons sur les apophyses transverses des vertèbres cervicales.

Cette disposition de leurs insertions montre que

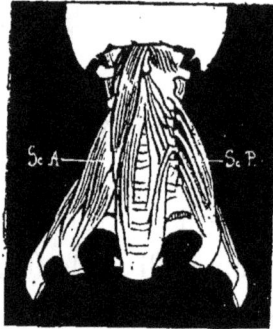

Fig. 63.

Sc A. Scalène antérieur.
Sc P. Scalène postérieur.

les scalènes, suivant qu'ils prennent leur point d'appui fixe sur les côtes ou sur les vertèbres, sont des fléchisseurs de la tête ou des élévateurs du thorax. Ce dernier rôle est surtout très important chez la femme, où ils sont par excellence, avec le sterno-cleïdo-mastoïdien, des muscles inspirateurs. Ce sont eux qui soulèvent la partie supérieure de la poitrine, surtout chez les personnes qui font de grands efforts

vocaux, comme les orateurs, les acteurs et les can-
tatrices qui, d'ailleurs, s'étudient à obtenir ce mouvement de palpitation, nécessaire au théâtre, pour
bien simuler l'émotion ou la passion.

Groupe antéro-latéral superficiel

Latéralement nous n'avons à considérer que le
muscle sterno-cleïdo-mastoïdien dont le nom compliqué a le mérite d'indiquer les insertions. En bas,
un faisceau puissant s'insère par un tendon sur le
sternum et un second faisceau, plus aplati, s'accroche et s'étale sur la clavicule jusqu'en son milieu.
En haut, il se soude à l'apophyse mastoïde par un
tendon aplati et par une courte aponévrose à la
moitié externe de la ligne occipitale.

S'il prend son insertion fixe sur la tête, immobilisée préalablement par les muscles cervico-dorsaux,
il agit comme un puissant inspirateur, en soulevant le
sternum en haut et en avant, comme les scalènes,
mais avec plus de force ; il est très visible chez les
personnes maigres, au cou desquelles il forme une
corde tendue obliquement, disgracieuse, que savent
éviter les femmes élégantes en détournant à peine la
tête pour regarder à droite ou à gauche. Lorsqu'il

prend son point d'appui sur la clavicule et le sternum, il incline la tête de son côté et en arrière; il lui imprime en même temps un mouvement de rotation qui porte le visage du côté opposé ; il contribue donc beaucoup à produire ce mouvement un peu dédaigneux, qui consiste à regarder les gens par dessus l'épaule.

D'autre part, quand ce muscle entre en contracture involontaire, de même que le faisceau claviculaire du trapèze, il donne lieu à cette désagréable affection, si rebelle quelquefois, du torticolis musculaire.

V. — Région antérieure du cou.

Le groupe antérieur n'est pas, à proprement parler, un groupe d'action ou de mouvement volontaire, bien qu'il soit sous la dépendance de la volonté : c'est avant tout un appareil de suspension pour le larynx et les organes qui y font suite dont le poids, nous l'avons déjà dit, est transmis par les apophyses styloïdes aux deux côtés du crâne et, par suite, à la colonne vertébrale.

Pour bien comprendre ce rôle, nous remarquerons que les muscles qui forment le plancher de la

bouche, s'insèrent au pourtour du maxillaire inférieur et viennent tous se souder au bord supérieur
d'un os en forme de fer à cheval, l'os hyoïde, parallèle au maxillaire inférieur, mais situé au-dessous.
Nous désignerons ces muscles sous le nom de système hyoïdien supérieur.

Au bord inférieur du fer à cheval s'insère une
autre série de muscles qui vont d'autre part prendre
un point d'appui fixe sur la clavicule et les premières côtes : c'est le système hyoïdien inférieur.
De plus, et latéralement, les branches du fer à cheval se trouvent maintenues par un muscle digastrique, c'est-à-dire formé de deux faisceaux consécutifs, l'un antérieur, l'autre postérieur. L'antérieur
va du bord interne du maxillaire au point de courbure de la branche de l'os hyoïde ; le faisceau postérieur se rend de ce même point à l'apophyse mastoïde en arrière, glissant, comme entre deux guides
directrices, entre les deux petits faisceaux obliques
du muscle stylo-hyoïdien : une sorte de cravate
fibreuse, placée au point de séparation des deux
faisceaux musculaires, accole l'os hyoïde au digastrique qui se trouve ainsi tendu sur ses deux extrémités.

VI. — Mécanisme du larynx.

L'entonnoir que représente le larynx est donc ainsi maintenu de tous côtés par des muscles qui le tirent en haut, en bas et latéralement. Quand tous ces muscles agissent à la fois le larynx est im-

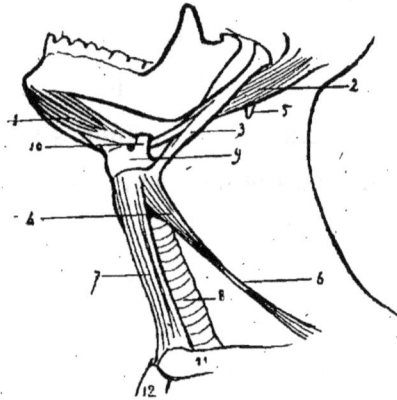

Fig. 64.

Appareil de suspension du larynx.

1. Faisceau antérieur du digastrique.
2. Faisceau postérieur passant entre les deux branches du muscle (3) stylo-hyoïdien.
4-6. Muscle cléïdo-hyoïdien.
5. Apophyse styloïde.
7. Muscle sterno-cléïdo-hyoïdien.
8. Trachée.
9. Larynx suspendu entre les deux systèmes de muscles.
10. Cravate fixant le digastrique à l'os hyoïde.

mobilisé dans sa position normale : mais il monte ou descend selon que le système musculaire supérieur ou inférieur entre en contraction ; en même

temps, le digastrique antérieur ou postérieur le soulève aussi et le tire en avant ou en arrière. Le larynx peut donc prendre un mouvement de va et
vient, de haut en bas, d'arrière en avant ou inversement ; ce mouvement est d'ailleurs très visible et
vulgairement, tout le monde a vu ce qu'on appelle
la pomme d'Adam monter et descendre très facilement en avant du cou (fig. 64).

Des muscles très minces, les peauciers, tapissent
comme d'un voile toute la région antéro-latérale
du cou, depuis le menton et le bas des joues jusqu'aux muscles pectoraux en passant sur les clavicules. Leur rôle mécanique est négligeable : ce
sont plutôt de muscles d'expression.

VII. — Région thoracique.

La région thoracique antérieure et latérale est
recouverte par des muscles composés dont les digitations forment des faisceaux convergents ou divergents : ce sont les muscles grands dentelés, grands
et petits pectoraux.

Les grands dentelés sont constitués par huit faisceaux insérés sur les côtes, le plus inférieur sur la
neuvième côte et le plus élevé sur la deuxième.

Après avoir contourné les côtes, ces faisceaux convergent en arrière vers l'angle inférieur et le bord vertébral de l'omoplate auquel ils s'insèrent, représentant ainsi un vaste éventail dont les branches

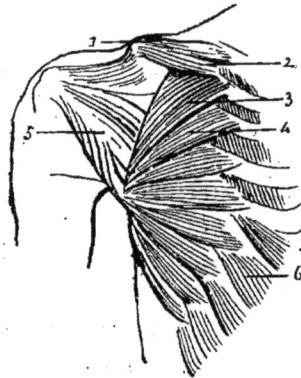

Fig. 65.

Muscle grand dentelé.

Le grand pectoral a été enlevé pour laisser voir le muscle grand dentelé et la face antérieure de l'omoplate écartée du tronc.

1. Angle postéro-supérieur de l'omoplate.
2-3-4. Faisceaux superficieux du grand dentelé.
5. Muscle sous-scapulaire.
6. Digitations du muscle grand oblique de l'abdomen.

inférieures s'imbriquent avec les branches supérieures du muscle grand oblique de l'abdomen; tout en haut deux faisceaux subsidiaires unissent les deux premières côtes à l'angle supérieur vertébral du scapulum; leur direction est donc totalement différente de celle des faisceaux inférieurs (fig. 65).

Ceux-ci, prenant point d'appui sur les côtes,

tirent en avant l'omoplate par son bord et son angle inférieur vertébral, tandis que les deux faisceaux supérieurs immobilisent en quelque sorte l'angle auquel ils s'insèrent ; il en résulte donc un mouvement de rotation en avant, avec soulèvement de l'épaule, autour d'un centre presque fixe qui est l'angle postéro-supérieur. Dans ce mouvement, il a pour antagoniste le muscle rhomboïde qui se laisse allonger obliquement de haut en bas.

Si, au contraire, le trapèze et le rhomboïde immobilisent et maintiennent l'omoplate, celui-ci peut servir de point d'appui fixe au muscle grand dentelé qui, dès lors, actionne les côtes pour les soulever, les dilater énergiquement ; il agit alors comme un puissant inspirateur.

Le muscle petit pectoral se rend du thorax à l'omoplate, en passant sous la clavicule : il est formé de trois faisceaux convergents, insérés généralement par une languette aponévrotique sur les 3e, 4e et 5e côtes ; ces faisceaux se réunissent bien vite en un corps charnu qui, par un tendon se soude au bord interne de l'apophyse coracoïde ; il abaisse l'épaule et l'appelle en avant.

Le grand pectoral est une masse charnue, épaisse, qui prend ses insertions sur une surface demi-circu-

laire limitée en haut par la clavicule, au milieu par
le sternum et en bas par les cartilages costaux des
sept premières côtes; il est, à proprement parler,
le muscle de la poitrine; toutes ses fibres réunies
forment un faisceau puissant qui se contourne et
se replie sur lui-même de sorte que les fibres supérieures passent en avant et au dessous des fibres
inférieures qui passent en arrière et en dessus; il se
termine par une double lame tendineuse super-
posée qui vient se fixer à l'os du bras en avant et en
dedans. Son insertion fixe est presque toujours sur
le thorax et son action est évidemment de rapprocher les bras des côtés du corps. Le faisceau inférieur ou sternocostal abaisse en même temps le bras
et l'épaule; le faisceau supérieur ou claviculaire le
rapproche ensuite en l'élevant, permet de croiser
les bras et d'appliquer la main sur l'épaule du côté
opposé. Mais lorsqu'on élève les bras verticalement,
le grand pectoral prenant point d'appui sur l'humérus se contracte énergiquement et soulève tout le
thorax, ce qui provoque une large et puissante inspiration (fig. 66).

Enfin, le muscle sous-clavier, réunissant la clavicule à la première côte en suivant une direction
transverse, tend, lorsqu'il se contracte, à abaisser la

clavicule et par suite tout le moignon de l'épaule qu'il ramène en dedans et en avant. Nous aurons l'occasion

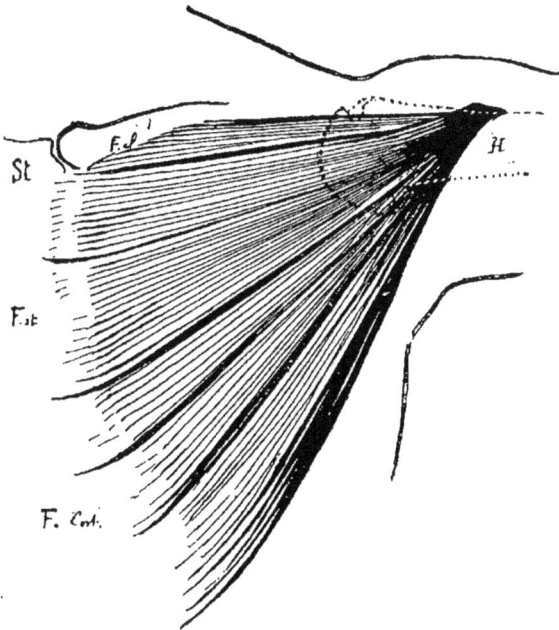

Fig. 66.
Muscle grand pectoral.

F. Humérus étendu.
St. Sternum.
F. cl. Faisceau claviculaire.
F. st. Faisceau sternal.
F. Cost. Faisceaux costaux.

de revenir sur l'action de ces muscles après avoir décrit l'humérus et son articulation.

Nous pouvons résumer en quelques lignes toute cette étude des muscles du tronc et du cou en les distinguant : 1º en muscles de revêtement profond

ou de configuration ; 2° en muscles de consolidation ; 3° en muscles de relation et d'action.

Cette classification ne doit pas être entendue d'une
façon étroite, car il n'est aucun muscle du corps qui
ne puisse à la fois être rangé dans au moins deux
catégories : cependant, eu égard à leur rôle principal, tous les muscles peuvent facilement et nettement trouver leur place dans l'une ou l'autre
série.

Ainsi, nous rangerons dans la première : tous les
muscles abdominaux et les intercostaux qui achèvent
de définir le cylindre elliptique du tronc; dans la
deuxième, tous les muscles spinaux et costo-spinaux,
transversaires, qui consolident l'édifice humain en
solidarisant tous les segments de la colonne vertébrale et celle-ci avec les arceaux thoraciques; dans
la troisième, tous les muscles plus superficiels qui
se rendent du tronc à un membre quelconque, bras
ou jambe et à la tête, pour lui communiquer un
mouvement, c'est-à-dire les trapèze et grand dorsal, grand dentelé, grand pectoral, etc.

CHAPITRE VII

DU MEMBRE SUPÉRIEUR

L'omoplate, complété et soutenu par la clavicule, représente la base osseuse du membre supérieur; celui-ci est formé de trois sections : le bras, l'avant-bras et la main.

Au bras, un seul os, l'humérus; à l'avant-bras, deux os juxtaposés, le cubitus et le radius; à la main, dans laquelle on devrait distinguer trois zones, le poignet, la main et les doigts, les os sont très nombreux et se font remarquer par des formes très différentes et en apparence irrationnelles, surtout au poignet.

I. — Articulation scapulo-humérale

L'humérus s'articule avec l'omoplate : cette articulation, qui est une des plus importantes du corps, sinon la plus importante, comme mouvements, doit être étudiée du côté de l'omoplate d'abord, de l'humérus ensuite et enfin dans ses moyens d'union entre les deux os.

Nous avons déjà vu que le corps de l'omoplate représentait un pyramoïde, tronqué obliquement, dont la section correspondait à l'articulation de l'épaule ; les deux arêtes supérieure et postérieure dégagées par l'évidement des faces du pyramoïde, se prolongent beaucoup et surplombent la section ; ces prolongements se contournent et se recourbent en dedans et en avant, comme des demi-arceaux auxquels on a donné les noms d'acromion en arrière, et d'apophyse coracoïde en avant. C'est dans l'angle inférieur de cette section que se trouve située la surface articulaire de l'omoplate et de l'humérus, facette légèrement concave, allongée de haut en bas, ayant la forme d'une ellipse dont le grand diamètre est en moyenne de 35 millimètres et le plus petit de 25 à 27 millimètres.

Cette surface concave ne représente guère que le

tiers de la surface de la tête humérale qu'elle doit recevoir ; mais elle est revêtue, comme toutes les surfaces articulaires de grand usage, par un cartilage plus mince au centre que sur les bords, lesquels, plus épais, plus relevés, forment un bourrelet glénoïdien important, ayant pour effet utile d'augmenter, de doubler presque la surface d'articulation et de modeler les contours et le profil de la cavité articulaire, de telle façon que le contact avec la tête humérale et son glissement soient aussi parfaits, aussi doux que possible. L'adhérence entre la facette osseuse et le cartilage de revêtement est intime, de sorte que, pratiquement, le cartilage n'est que la continuation du tissu osseux, modifié dans sa structure et sa composition, de manière à offrir la compacité, l'élasticité et le poli nécessaires pour que les surfaces en contact puissent glisser l'une sur l'autre sans frottement ni usure ; ce qui ne saurait avoir lieu entre deux os dont le grain, plus gros et plus rude que celui des cartilages, manquerait d'élasticité.

Au dessus de la cavité articulaire se trouve la voûte acromio-coracoïdienne ; son étendue est de 6 à 7 centimètres dans le sens transversal et de 30 à 35 millimètres dans le sens antéro-supérieur. C'est

12

dans cet espace, limité en haut par deux arceaux osseux, l'apophyse coracoïde en avant, l'acromion en arrière et en bas par l'angle inférieur de la face triangulaire de la pyramide que pourra se mouvoir la tête de l'os du bras ; cet espace, plus grand qu'il ne faut pour loger simplement la tête humérale, lui permet donc de se déplacer beaucoup plus que ne le laisserait supposer la petite surface articulaire de l'omoplate et nous aurons à examiner par quels moyens la nature a pu concilier cette liberté, ce relâchement dans l'articulation avec sa régularité et sa solidité.

II. — Humérus

L'humérus est un os long, cylindrique, terminé en haut par une tête arrondie, posée de côté sur le sommet du cylindre ; en bas le corps de l'os s'aplatit en s'élargissant et se termine par deux poulies juxtaposées, d'inégal diamètre et dont les axes ne sont pas dans le même prolongement, mais légèrement obliques l'un à l'autre, Nous n'avons pas à refaire ici la description minutieuse de cet os, mais nous devons insister sur certaines considérations de forme qui expliqueront et feront mieux comprendre son action mécanique.

Suivant que dans une articulation on recherche principalement la souplesse ou la résistance, les surfaces en contact effectif doivent être réduites ou augmentées. Comme l'on a toujours à remplir un double programme : souplesse de jeu avec résistance faible, ou bien grande résistance avec peu de jeu, il en résulte que la dominante du rôle mécanique déterminera la caractéristique architecturale des pièces articulaires. La comparaison sommaire des articulations de l'épaule et de la cuisse nous permettra de bien mettre ce point en lumière.

Pour l'épaule et le bras, qui est en quelque sorte le membre intellectuel, l'outil mécanique de l'homme, il faut une grande souplesse de jeu unie à la possibilité de mouvements nombreux et différents : l'effort à faire, pour imprimer au bras un mouvement partiel ou total, doit donc être très faible, très léger et se produire sans résistance appréciable.

Cette condition supérieure de mobilité, pour le bras, nous explique pourquoi l'omoplate, qui participe à tous les mouvements de l'épaule et à beaucoup de ceux du bras, ne saurait être reliée intime-

ment, solidement, par une pièce osseuse, au squelette rachidien ; il ne peut lui être uni que par des
liens souples, extensibles et assez résistants, c'est-
à-dire par des muscles ; de même l'humérus, dans
le plus grand nombre des cas, ne s'appuie pas sur
l'omoplate ; la plupart des mouvements se font en
bas et en avant, le bras pendant librement ; ce n'est
que dans les mouvements de poussée d'avant en
arrière ou de bas en haut que l'humérus doit trouver sur l'omoplate un point d'appui et de résistance
contre cette poussée qui tend à faire échapper la
tête humérale de sa cavité articulaire ; il n'y a donc
lieu d'établir des moyens solides de résistance qu'en
haut de l'articulation, c'est-à-dire à peu près dans
le tiers ou le quart supérieur du champ articulaire.
Si nous prenons comme centre de ce champ le
point le plus profond de la cavité glénoïde de l'omoplate, nous verrons que le cercle que peut décrire
le bras dans le sens antéro-postérieur est presque
complet, sauf dans le quart postéro-supérieur déli-
mité par l'apophyse coracoïde et l'acromion, qui,
jouant vis-à-vis de la tête de l'humérus le rôle de
butoirs d'arrêt quand cette tête tend à s'échapper en
haut ou en arrière, s'opposent forcément à ce que le
bras décrive dans le même plan un cercle entier.

Pour le membre inférieur, qui est avant tout un organe de transport supportant tout le poids du corps, il faut entre les deux os qui s'articulent une plus grande solidarité ; leurs surfaces de contact doivent être plus considérables pour que, dans leurs déplacements respectifs, elles aient moins de chances de perdre ce contact, c'est pourquoi l'emboîtement des parties articulaires sera beaucoup plus complet à la hanche qu'à l'épaule : l'adhérence sera plus facile à maintenir, mais il y aura moins de jeu et une moindre variété de mouvements.

Il n'y a là, nous l'avons dit, qu'une différence d'emboîtement dans les parties articulaires ; les muscles qui viendront ensuite apporter leur action, soit attractive soit prohibitive, ne sont que d'une importance secondaire dans les conditions qui déterminent et fixent le jeu des pièces articulées.

Soit une tige terminée par une sphère ; soit, d'autre part, une cavité sphérique, de diamètre légèrement supérieur, creusée dans l'épaisseur d'une plaque solide pouvant ainsi recevoir la tête de la tige. La cavité pourra, suivant sa profondeur, recevoir un segment de la sphère plus ou moins épais ; cette profondeur se réduirait à zéro si la sphère était simplement tangente à la surface plane ; elle augmen-

tera peu à peu jusqu'à égaler le rayon et même le
diamètre sphérique. La sphère articulaire pourrait
tourner dans tous les sens si elle n'était pas reliée
à une tige rigide, mais, lorsque cette tige vient au
contact des bords de la cavité réceptrice, elle se
trouve arrêtée et ne peut aller plus loin. L'espace
dans lequel cette tige peut tourner, se mouvoir et
se déplacer constitue son champ d'action : c'est un
cône dont le sommet est au centre de la sphère et
qui a pour angle d'ouverture l'angle A O A′ formé
par les positions extrêmes de l'axe de la tige (fig. 67,
I, II, III, IV). Eh bien! il est facile de se rendre
compte immédiatement que le maximum du champ
d'action articulaire correspond à la position tangen-
tielle de la sphère, posée simplement sur la plaque
et que ce champ diminue en même temps qu'augmente la profondeur de la cavité réceptrice.

A la position I, maximum de champ d'action avec
adhérence et consolidation nulles; la sphère de contact ou mieux la tête articulaire peut se déplacer,
glisser de tous côtés sans aucune direction fixe;
dans la position II, la sphère légèrement encastrée
dans le segment creux peut encore tourner dans un
espace égal ou supérieur à un demi-cercle, ou mieux
à une demi-sphère.

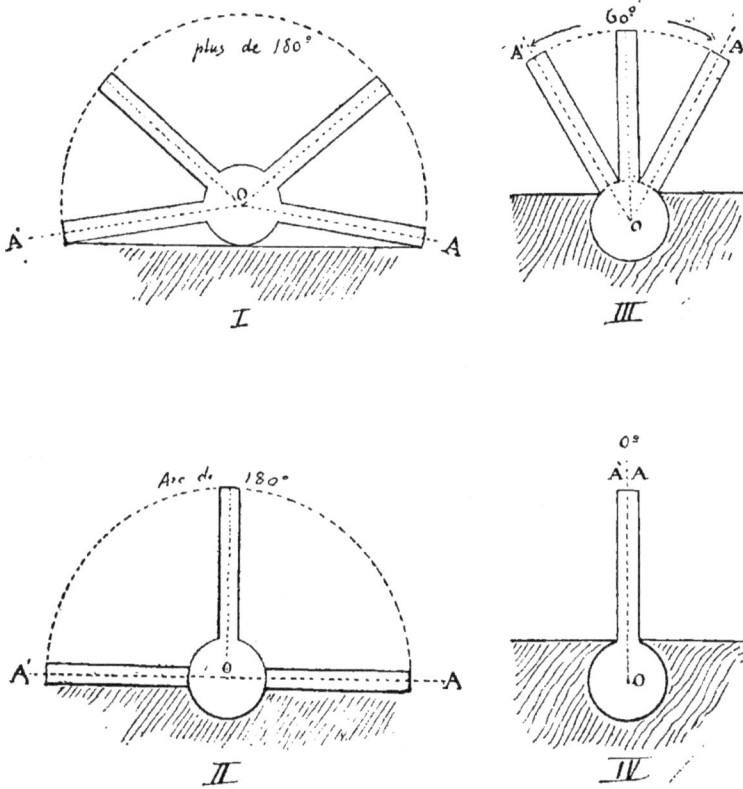

Fig. 67.

Champ d'action d'une tige montée sur une sphère libre ou enclavée
dans une cavité sphérique.

I. Sphère tangente : l'arc AA' qui peut être parcouru par la tige adaptée à la sphère est dans
tous les cas supérieur à 180°.

II. La sphère est légèrement enclavée. L'arc atteint encore 180°

III. La sphère est plus profondément enclavée. L'arc n'atteint plus que 60°.

IV. La sphère est totalement enclavée. L'arc est nul, la tige ne peut que tourner sur
elle-même.

Dans la position III, la sphère est plus encastrée encore et la tige qui la surmonte ne se meut plus que dans un champ restreint, dans un espace conique à base circulaire, ayant pour sommet le centre de la sphère et pour génératrice l'axe de la tige. Enfin, dans la position IV, la sphère étant complètement encastrée, la tige ne peut plus se déplacer ; elle ne peut que tourner sur elle-même : son champ d'action est réduit à zéro.

Ainsi donc, en même temps que la possibilité des mouvements diminue, la solidarité augmente entre les deux pièces articulaires et de nulle devient à peu près complète.

Ainsi l'on voit bien que le champ d'action ne dépend pas de la tête articulaire mais de la cavité réceptrice. L'étendue du champ est en raison inverse de l'enclavement et de la grandeur des surfaces en contact réel.

La tête de l'humérus représente environ les 2/5 d'une sphère ; la cavité glénoïde de l'omoplate n'est guère, d'après les auteurs, que le tiers de la surface humérale ; elle représente par conséquent les 2/15 de la surface sphérique : l'enclavement et par suite l'étendue du contact est faible, le champ d'action sera donc très considérable.

Pour la facilité du raisonnement, nous avons admis que la tête sphérique tournait librement

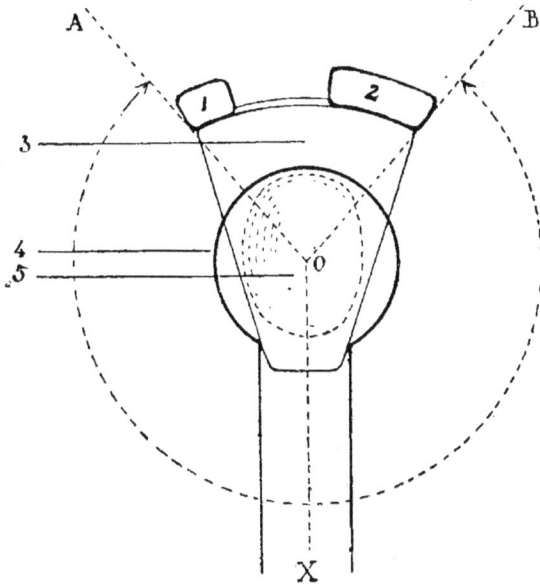

Fig. 68.

Face externe de l'omoplate et humérus. — Figure schématique.

1. Apophyse coracoïde.
2. Acromion.
3. Voûte acromio-coracoïdienne.
4. Tête humérale.
5. Facette articulaire de l'omoplate.
A O B. Secteur interdit dans le champ d'action circulaire.
O X. Axe du cylindre huméral.

dans une cavité de même rayon creusée dans une plaque à surface plane ; mais il n'en sera plus de même si les bords de la cavité ne sont plus réguliers, s'ils présentent des élévations ou des vallonnements, si, par exemple, sur le tiers ou le quart du pourtour on trouve une portion surélevée qui forme obstacle ou point d'arrêt; à cet endroit le cône d'action sera diminué d'autant plus que l'obstacle sera plus élevé. C'est en effet ce qui arrive à cause des deux arceaux osseux, apophyse acromiale et coracoïdienne qui surplombent de beaucoup la cavité articulaire.

La présence de ces deux butoirs, nécessaire pour empêcher la tête humérale de s'échapper en haut et en arrière devient une cause de gêne et de diminution d'amplitude dans le mouvement de révolution du bras (fig. 68).

Pour remédier en partie à cet inconvénient mécanique, il a suffi de couder légèrement la tige, tout près de son extrémité, assez pour qu'elle puisse franchir l'obstacle dans son mouvement de circumduction. La tête articulaire de l'humérus ne doit donc pas faire directement suite au cylindre huméral, mais former avec lui un coude à grande ouverture de telle sorte que dans la circumduction, l'humérus, supposé libre de tout ligament, puisse décrire une circonférence complète, en passant devant l'acromion et la coracoïde.

Il n'est pas nécessaire que la partie coudée soit longue, puisque l'obstacle à franchir ne dépasse pas trois centimètres. Aussi ce coude n'est-il guère apparent au premier examen, mais il est facilement mis en évidence si l'on réduit les deux branches à leurs

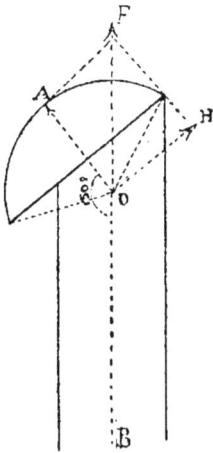

Fig. 69.

Fig. 70.

Tête de l'humérus.

Figure théorique.

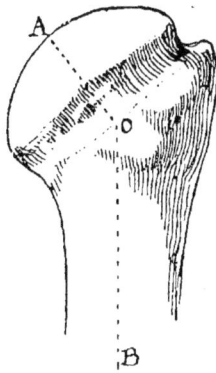

Figure réelle.

axes. Pour cela, considérons un cylindre droit dont la base supérieure est taillée obliquement à l'axe à 150°; coiffons cette section d'une calotte représentant environ le tiers d'une sphère d'un rayon approximativement égal au diamètre du cylindre, de manière que la calotte déborde le cylindre dans le bas de la section ; nous aurons ainsi très exactement une représentation mécanique de l'humérus (fig. 69 et 70).

Cette disposition coudée a encore un autre avantage au point de vue de la distribution des résistances : en effet, soit une force O F agissant de bas en haut suivant l'axe de l'humérus ; elle se décompose en deux autres : l'une OA, dirigée en haut et en dedans suivant le rayon de la sphère perpendiculaire au plan oblique de la section du cylindre ; l'autre OH dirigée en haut et en dehors parallèlement au plan oblique. La seule force OA est évidemment plus faible que la force F, qui est la diagonale du parallélogramme AOFH et, d'autre part, la force OH agit presque en sens inverse de OA et tend à diminuer la pression exercée par la tête humérale sur la facette articulaire.

En regard de la figure théorique, il convient de placer la description réelle de l'humérus.

La tête est une calotte sphérique à bords un peu irréguliers, limités nettement par un cartilage articulaire épais ; son rayon est d'environ un centimètre et demi et l'angle des deux axes AOB est d'environ 150°. La zone de jonction entre la tête et le corps de l'humérus est creusée d'une sorte de gouttière de raccordement entre le contour de la tête et celui du cylindre, gouttière circulaire sur laquelle viennent se fixer les ligaments qui, insérés sur le pourtour du bourrelet glénoïdien de la facette articulaire de l'omoplate, enveloppent la tête humérale d'une gaîne résistante et souple, appelée capsule articulaire. Cette gouttière est le col anatomique de l'humérus; elle est surtout marquée en dehors et en haut, à cause de tubérosités, sortes de contreforts osseux qui, placés au sommet de l'humérus qu'ils renforcent, reçoivent toute la poussée de la force OH ; ils donnent attache à une partie des ligaments et tendons destinés à maintenir les relations entre l'omoplate et l'humérus.

L'union des deux os se fait au moyen d'un ligament capsulaire ou mieux d'une sorte de manche élastique dont l'une des extrémités, nous l'avons déjà dit, est très solidement fixée au pourtour glénoïdien, tout autour de la cavité articulaire, et dont l'autre serait en quelque sorte coulissée, serrée autour du col anatomique de l'humérus. La tête articulaire appliquée contre la surface cavitaire par l'effet de la pression atmosphérique et l'élasticité des ligaments et des muscles, joue cependant très librement dans cette manche qui est susceptible d'un allongement assez considérable ; pour le prouver, il suffit d'ouvrir la capsule de manière à y laisser rentrer l'air pour séparer facilement les deux surfaces articulaires qui s'écartent de deux centimètres. Cette possibilité d'allongement, cette disposition unique dans l'économie, comme l'a fait remarquer Bichat, facilite dans des proportions considérables le jeu du bras et augmente son champ d'action.

Sappey a remarquablement décrit ce ligament : très mince sous les tendons musculaires qui l'entourent, il s'épaissit supérieurement et acquiert une très grande résistance inférieurement , là où il n'est doublé par aucun tendon, ni muscle ; c'est lui seul qui s'oppose à la luxation de la tête humérale dans le creux de l'aisselle.

Les vrais moyens d'union sont les tendons des muscles de l'épaule proprement dits et ces muscles eux-mêmes : sous-scapulaire, sus-épineux et sous-épineux et le muscle petit rond. La capsule réunit ces tendons pour en faire un manchon qui embrasse les trois-quarts supérieurs de la tête humérale et ce n'est que dans le quart inférieur, près du bord axillaire que le ligament est incomplet, moins résistant ; aussi la tête de l'humérus peut-elle, en cet endroit, s'échapper assez facilement.

Tous ces tendons glissent et jouent, d'une part entre une séreuse articulaire à leur face profonde et, d'autre part, entre deux séreuses intermusculaires sur leurs faces extérieures; on sait que les séreuses peuvent, mécaniquement, être regardées comme des coussinets constamment huilés, graissés, épousant exactement les contours des pièces dont elles doivent faciliter le jeu.

CHAPITRE VIII

L'ÉPAULE

I. — Observations sur les muscles

Bien que nous ayons déjà eu plusieurs fois l'occasion de parler de l'action des muscles, tous ceux que nous avons envisagés jusqu'ici sont plutôt des muscles groupés, systématisés et non individualisés. L'action de ces systèmes musculaires est beaucoup moins frappante, moins facile à constater que celle des muscles des membres supérieurs ou inférieurs. Ce n'est que sur certains sujets particulièrement musclés qu'on peut voir les effets et les reliefs provoqués par la mise en jeu des muscles dorsaux ou cervicaux, tandis que la contraction des muscles du bras, chez presque tout le monde, met en évidence les faisceaux du biceps, gonflés par l'effort, et fait voir comment le muscle agit sur les leviers osseux sur lesquels il se trouve inséré. On sait qu'il y a lieu de distinguer dans les muscles deux parties absolument distinctes : 1° le corps du muscle, charnu, rouge, formé de fibres striées, réunies entre elles par du tissu connectif; 2° les extrémités blanches, d'un blanc nacré, aponévroses ou tendons d'insertion.

Le corps du muscle seul est actif, lui seul entre en contraction; les aponévroses et les tendons sont inactifs; ils ne se contractent pas, leur rôle se borne à unifier, à solidariser l'action de toutes les fibres d'un muscle donné et à transmettre cette action au levier sur lequel il s'insère. La consistance du tissu musculaire varie avec son état dynamique ; souple et mou quand le muscle est relâché, en *tonus minor*, il devient de plus en plus dur et ferme à mesure qu'il se contracte davantage. La contraction peut être telle qu'il y ait rupture de fibres musculaires et cependant cette résistance est considérable, car, d'après Weber, la charge de rupture par centimètre carré de muscle dépasse un kilogramme ; d'ailleurs il est difficile d'évaluer exactement cette quantité, puisque

13

tous les muscles n'ont pas la même constitution architecturale : les uns sont plus renforcés que les autres par des expansions tendineuses aponévrotiques très résistantes et par suite ils n'ont pas tous la même résistance à la rupture.

En général, sur le vivant, les muscles sont toujours en état de légère tension : ainsi dans la station debout. Cependant il y a relâchement complet lorsque les deux extrémités du muscle sont suffisamment rapprochées, au point que les tendons et les masses charnues se replient sur elles-mêmes, par exemple les grands droits abdominaux dans la station assise.

La contraction d'un muscle se fait au moyen de secousses d'une durée très courte provoquées dans la fibre musculaire par un excitant quelconque, volontaire ou non ; cette secousse détermine un raccourcissement et un épaississement de la fibre qui se transmet de proche en proche comme une onde liquide ou sonore ; lorsque les secousses se succèdent assez rapidement pour que l'effet de la précédente dure encore quand se produit la suivante, les effets se superposent, s'ajoutent et le muscle entre en contraction ; il faut, pour amener cet état, que la fréquence des secousses soit de 15 à 20 par seconde ; il semble que la contraction volontaire se fasse plus lentement, exige plus de temps que la contraction involontaire ou réflexe ; le temps de réaction musculaire paraît alors réduit au minimum.

Le coefficient de contraction peut varier sensiblement et l'on admet que sur le vivant il atteint au maximum 1/2 ou 0,5, c'est-à-dire que les longueurs maxima et minima d'un muscle en extension ou en contraction varient du simple au double ; comme d'ailleurs le volume reste sensiblement constant, il en résulte que le corps du muscle se gonfle en raison directe de la contraction, c'est-à-dire en raison inverse de la longueur.

II. — Forme des muscles

Ce gonflement est plus ou moins visible, il dépend aussi de la forme du muscle ; à ce point de vue, on peut séparer les muscles en trois classes : les muscles étalés en nappe ou en bandelettes, les muscles en éventail et les muscles en fuseau.

Les muscles en nappe, comme le rhomboïde, le transverse de l'abdomen, conservent leur forme en se contractant parce que la contraction se fait sur toute la largeur, par plans superposés à fibres paral-

lèles ; la nappe augmente d'épaisseur presque uni-
formément (fig. 71).

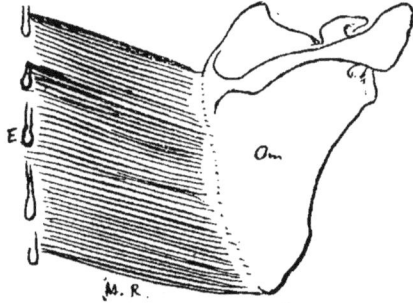

Fig. 71.

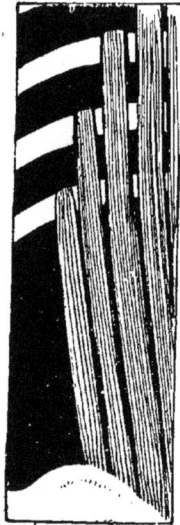

Fig. 72.

Les muscles en bandelettes se comportent comme
les muscles en nappe dont ils ne diffèrent que par
leur longueur et leur étroitesse (fig. 72).

Les muscles rayonnés ou en éventail, comme le grand pectoral, s'épaississent de la périphérie au centre et c'est la partie convergente qui gonfle le plus; mais la forme a peu changé (fig. 73).

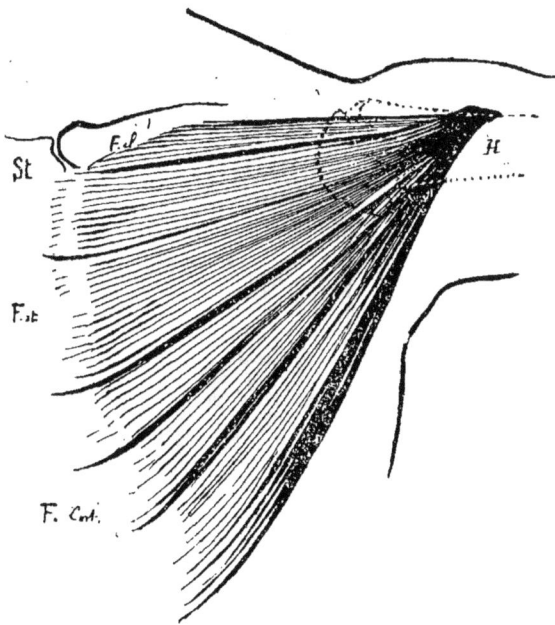

Fig. 73.

Les muscles en fuseau sont ceux qui se gonflent le plus et dont la forme change davantage, car toutes leurs fibres étant convergentes en un même point, sur un tendon de volume beaucoup moindre que le muscle qui s'y insère, il en résulte que le raccour-

cissement et par suite le gonflement se fait par
couches concentriques superposées et que le ventre

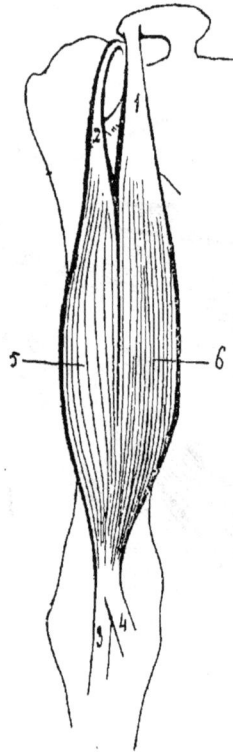

Fig. 74.

du muscle tend à prendre la forme globuleuse ou
celle d'un ellipsoïde à diamètres presque égaux.
La plupart des muscles des membres sont des muscles en fuseau (fig. 74).

III. — Action musculaire

Lorsqu'on veut étudier le fonctionnement d'un appareil mécanique, après avoir décrit et observé les pièce fixes et les pièces mobiles, leurs relations, leurs contacts, il reste à s'occuper de leurs liaisons, c'est-à-dire des organes qui exerceront leur action sur ces pièces pour communiquer, imprimer à l'appareil tous les mouvements voulus. Ces organes, ces agents dynamiques sont les muscles; on comprend de suite qu'ils doivent être d'autant plus nombreux que l'appareil sera susceptible d'une plus grande variété de mouvements. Tout muscle ne peut être utile que s'il réunit deux points ou mieux deux pièces différentes de l'appareil. L'une peut être constamment fixe et l'autre toujours mobile, ou bien elles peuvent être, toutes deux ensemble ou tour à tour, mobilisées ou fixées.

La force d'un muscle peut se traduire comme puissance ou force positive, et comme résistance ou force négative : dans le premier cas, le muscle se contracte, se raccourcit; dans le second, il est généralement distendu et tiré par la force à laquelle il fait équilibre. Ainsi, par exemple, lorsque le bras porte un poids, tous les muscles se tendent et s'allongent, leur relief s'efface ; il y a seulement résistance à la distension, à l'arrachement, et les pièces osseuses conservent la même situation que si le bras retombait de lui-même. Mais il n'en est plus de même et le travail est beaucoup plus considérable quand le bras soulève le poids ; les muscles se contractent, leur relief s'accentue et, en plus de la résistance neutralisée, il y a une puissance active développée : les pièces osseuses changent de position, s'infléchissent l'une sur l'autre et les segments inférieurs mobiles se rapprochent des supérieurs.

Bien que l'effort soit plus considérable dans le second cas que dans le premier, il est à remarquer que le nombre des muscles en jeu est le même dans le second cas que dans le premier. En effet, lorsqu'il y a résistance à la distension, les muscles ne donnent qu'un travail passif, à peu près le même pour tous, ils font, en quelque sorte, office de freins ; tandis que s'il y a soulèvement, c'est-à-dire puissance développée en plus de la résistance compensée, ce sont les seuls groupes antérieurs qui agissent, qui fléchissent l'avant-bras sur le bras. On conçoit donc que l'effort développé dans cette seconde hypothèse soit beaucoup plus consi-

dérable que dans la première. Nous verrons que le
rôle d'un muscle dépend entièrement de sa position
et de ses insertions.

IV. — Différents genres de leviers. — Leviers osseux.

Dans une force, il y a toujours lieu de distinguer
son point d'application, son intensité et sa direction, ou bien son point d'insertion fixe; nous n'avons
pas à nous occuper ici de l'intensité, variable à volonté, dans certaines limites, il est vrai, suivant
l'obstacle à vaincre. Reste la direction. Or, la direction d'une force est toujours déterminée lorsque l'on
connaît ses deux points d'insertion mobile ou fixe.
Ceux-ci se font sur des pièces rigides qu'on appelle
bras de levier; un levier agit toujours en tournant
autour d'un point fixe qui est le point d'appui ou
mieux le centre de rotation. Le point d'appui et les
points d'application de la force active ou puissance
et de la force négative ou résistance partagent ce
levier en deux segments additifs ou soustractifs.
Comme ces trois points peuvent occuper, l'un par
rapport à l'autre, trois positions différentes, il y a

lieu de distinguer trois cas ou trois genres de
leviers :

1° Le point d'appui ou centre de rotation est entre

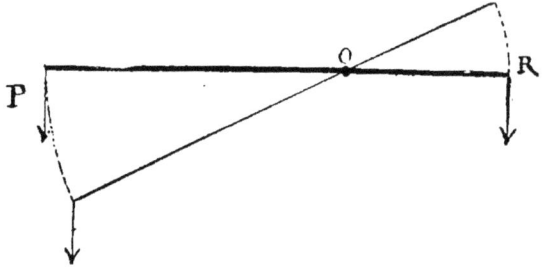

Fig. 75.
P O et O R sont des segments additifs.

les points d'application de la puissance ou de la résistance (fig. 75).

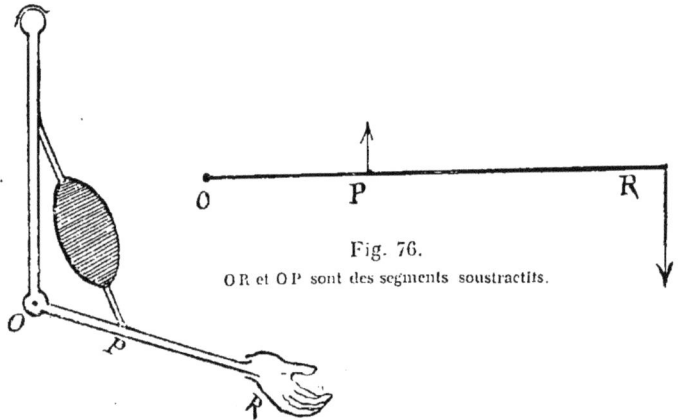

Fig. 76.
O R et O P sont des segments soustractifs.

Fig. 77

La tête appliquée sur la colonne vertébrale (Voir
figure page 93) en est un exemple.

2° La puissance est appliquée entre le point d'appui O et la résistace R (fig. 76). Exemple : la flexion de l'avant-bras sur le bras (fig. 77).

La résistance est appliquée entre le point d'appui O et la puissance P (fig. 78). Ainsi dans le casse-

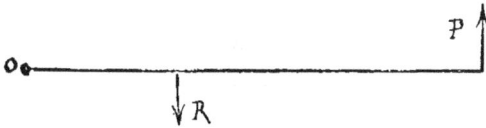

Fig. 78

noix, la résistance est près du point d'articulation O et la puissance à l'extrémité des manchons

A vrai dire, le second et le troisième genre n'en font qu'un seul ; suivant les cas la puissance devient résistance et inversement. Ainsi l'avant-bras fléchi sur le bras est un levier du second genre ; l'extension de l'avant-bras sur le bras, dans la détente ou contraction de retenue, en fait un levier du troisième genre. Il est évident que le biceps soulevant l'avant-bras est une puissance qui devient résistance lorsqu'une autre force tend à étendre l'avant-bras sur le bras. La tête, chaque vertèbre est un levier du premier genre ; c'est aux membres surtout qu'on trouve les leviers du second et du troisième genre.

Dans l'économie humaine, la puissance a toujours deux points d'insertion : l'un fixe, l'autre mobile ; c'est en tirant sur son insertion fixe que le muscle en contraction entraîne la rotation du levier, autour de son point d'appui ou de son centre de rotation. Or, la direction de la force d'un muscle est justement celle de la ligne qui joint ses deux insertions, c'est-à-dire la direction de ses fibres. C'est donc toujours en s'appuyant sur une partie fixée, immobilisée, que le muscle devient puissance ou résistance ; sa contraction est inutile, s'il n'a qu'une seule insertion et son extrémité libre se rapproche simplement de l'autre.

Supposons deux axes rigides, à la suite l'un de l'autre, le second pouvant tourner librement autour de l'extrémité du premier dans un plan vertical, appliquons le long de ces axes deux muscles égaux, ou deux forces parallèles, l'une sur la face antérieure et l'autre sur la face postérieure de manière que l'insertion fixe de chaque muscle soit sur l'axe supérieur et l'insertion mobile sur l'inférieur ; il est évident que ces deux forces agiront en sens inverse l'une de l'autre et que si l'une agit pour fléchir

le second segment sur le premier, l'autre tend au
contraire à le redresser, à l'étendre. C'est justement
cette disposition qu'on observe sur les membres :
tous les muscles sont situés, les uns en avant et les
autres en arrière, à peu près parallèlement à l'axe
du membre, ils agissent donc en sens opposés et on
peut les diviser en deux classes : les muscles fléchisseurs et les muscles redresseurs ou extenseurs ;
les uns sont les antagonistes des autres et ils peuvent agir séparément, successivement ou synergiquement.

V. — Muscles de l'épaule

Les mouvements de l'épaule et du bras sont nombreux et complexes ; leur étude est donc nécessairement assez difficile, compliquée et, pour la rendre
claire et pratique, nous grouperons les muscles
d'après le sens de leur action. Certains muscles
peuvent faire partie de deux ou plusieurs groupes,
en raison de leur division en faisceaux indépen-
dants ou bien suivant que leur action est simple
ou se combine avec celle d'autres muscles. Nous
admettrons tout d'abord que l'omoplate reste im-

mobile et qu'il est le point fixe des insertions des muscles du bras, puis nous examinerons les conditions de la mobilité simultanée de l'humérus et de l'omoplate ; cette convention nous permettra d'étudier les mouvements du bras par rapport à l'épaule ; et ensuite les mouvements combinés du bras et de l'épaule : ces derniers sont les plus nombreux, de beaucoup, car il est presque impossible de faire le moindre mouvement du bras sans que l'omoplate y prenne part. Cet os, en raison de l'élasticité, de la souplesse de ses insertions musculaires dorsales, participe forcément aux mouvements de l'épaule et du bras, surtout dans les rotations et extensions forcées.

Les muscles, purement extenseurs de l'épaule, sont en arrière : 1° le muscle sus-épineux ; 2° le faisceau supérieur du sous-épineux ; 3° en avant, le faisceau supérieur du sous-scapulaire, et 4° en dessus, le muscle deltoïde qui donne à l'épaule son relief.

Le sus-épineux, situé au dessus de l'épine de l'omoplate, dans la gouttière supérieure, s'attache puissamment au col anatomique de l'humérus ; quand il se contracte, il tend à mettre l'humérus dans le prolongement de la crête de l'omoplate ; il

en est de même pour le faisceau supérieur du sous-
épineux (fig. 79).

En avant, le sous-scapulaire qui tapisse toute la

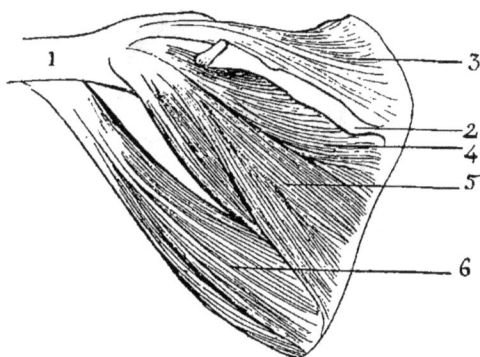

Fig. 79.

Muscles de l'omoplate, face dorsale.

1. Humérus.
2. Crête de l'omoplate coupée.
3. Sus-épineux.
4. Sous-épineux faisceau supérieur.
5. Sous-épineux faisceau inférieur.
6. Grand rond.

face interne de l'omoplate a des fibres divergentes
en éventail ; elles se réunissent en un tendon puissant qui participe à la formation de la capsule articulaire, c'est sa partie horizontale qui étend et redresse l'humérus sur l'omoplate ; quant aux faisceaux obliques descendants, ils ne sont extenseurs
qu'à la fin du mouvement d'extension ; le faisceau,

tout à fait inférieur, est le muscle petit rond, dont

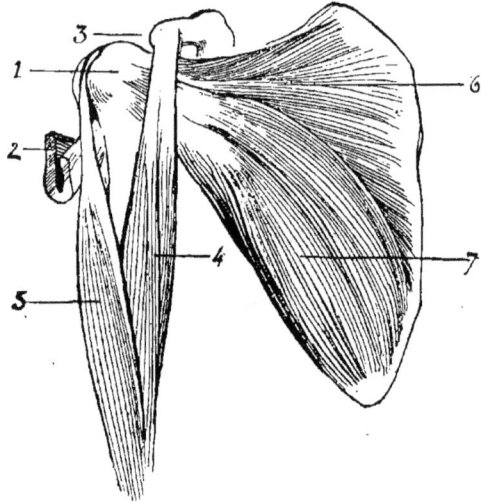

Fig. 80

Muscles de l'omoplate et de l'humérus;

1. Tête de l'humérus dans la capsule articulaire.
2. Coupe du tendon du grand pectoral.
3. Apophyse coracoïde.
4. Courte portion du biceps.
5. Longue portion et coulisse bicipitale.
6-7 Sous-scapulaire. Faisceau supérieur et inférieur.

la fonction se confond avec celle du sous-scapulaire
(fig. 80).

Deltoïde

Le plus intéressant et le plus actif des extenseurs
est le deltoïde dont la fonction est aidée et complétée par la partie supérieure du muscle trapèze. On

sait que la clavicule vient s'appuyer sur la face antérieure de l'acromion qui termine l'épine scapulaire
formant ainsi le sommet émoussé d'un triangle dont
la base est au cou et dont les côtés sont justement

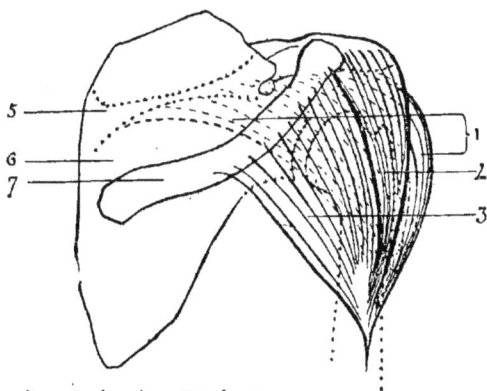

Note La clavicule a été abaissée

Fig. 81

Deltoïde.

1. Faisceau postérieur.
2. Faisceau médian.
3. Faisceau claviculaire.
5. Crête de l'omoplate derrière.
6. Fosse sous-scapulaire.
7. Clavicule abaissée.

la clavicule en avant et l'épine de l'omoplate en
arrière. C'est sur ces deux côtés que s'insère le
muscle deltoïde en recouvrant l'épaule d'une sorte
d'épais capuchon charnu, dont la pointe vient en
s'effilant s'attacher sur une longue facette rugueuse
de l'humérus (fig. 81). On peut distinguer au del-

14

toïde trois faisceaux : claviculaire, acromial et épineux.

Ses insertions nous font voir immédiatement que
le deltoïde porte le bras en haut et en dehors ; le
faisceau acromial est le plus actif, le plus puissant.
Quant aux deux autres, qui sont latéraux, leur action,
quand elle est simultanée ou synergique, s'ajoute à
l'action du faisceau médian ; mais, lorsqu'elle est
successive ou isolée, elle incline le bras en avant ou
arrière et participe ainsi aux mouvements de rotation du bras sur l'épaule. Le deltoïde seul ne peut
élever le bras au-dessus de la position horizontale ;
pour que le bras s'élève davantage, il faut que
l'omoplate bascule de manière que son angle externe
s'élève pendant que les deux autres s'abaissent. Ce
mouvement de bascule se produit sous l'action du
muscle trapèze qui, prenant point d'appui sur la tête
et les vertèbres cervicales, attire vers la tête l'angle
formé par la clavicule et l'épine de l'omoplate. Il
nous faut parler ici d'un muscle qui doit être considéré comme un muscle du bras plutôt que de
l'épaule, c'est-à-dire du muscle biceps et de son
muscle accessoire, le coraco-brachial.

Le muscle biceps, c'est-à-dire à deux branches,
s'insère en bas aux os de l'avant-bras ; nous y re-

viendrons. En haut son insertion est double ; la
branche externe ou longue portion passe sur la tête
de l'humérus en s'y creusant une gouttière, une
coulisse pour son tendon qui, après avoir décrit ce
contour, vient s'insérer en haut du bord de la cavité
articulaire de l'omoplate ; dès lors, si cette branche
se contracte, elle tend à se redresser en appliquant
la tête humérale contre la cavité, et le bras prend
la position horizontale : son action est donc identique à celle du deltoïde et du sus-épineux. Quant
à la seconde ou courte portion, elle vient en avant
s'insérer au sommet de l'apophyse coracoïde ; son
accessoire, le coraco-brachial, part du même point
pour aller se souder à l'humérus vers son milieu,
suivant une ligne plutôt interne. Quand ces deux
muscles se contractent à la fois, le bras est soulevé
mais en dedans (fig. 80).

VI. — Muscles fléchisseurs du bras et adducteurs.

Les fléchisseurs du bras sur l'épaule sont la portion moyenne du triceps brachial, les faisceaux inférieurs du sous-épineux et du sous-scapulaire, le
petit rond et le muscle grand rond, le grand pecto-

ral et le grand dorsal. Ces trois derniers sont en même temps rotateurs du bras.

1° Le triceps brachial, qui n'a qu'un chef à sa base, s'insère sur les os de l'avant-bras en arrière ; mais, sur les trois chefs supérieurs, le médian seul s'insère sur l'omoplate au-dessous de la facette articulaire ; en se contractant, il fléchit donc le bras sur l'épaule et en dedans, son action n'est pas considérable à ce point de vue. Le sous-scapulaire vient, par un large faisceau étalé, s'insérer sur le bord de la coulisse bicipitale ; il fléchit le bras sur l'épaule en le tournant en dedans. Le faisceau inférieur du sous-épineux et le petit rond qui s'insère sur l'autre bord de la coulisse, sont fléchisseurs aussi mais rotateurs en dehors de sorte que ces deux paires de muscles sont antagonistes les uns des autres ; quand l'un se contracte les autres se relâchent et s'enroulent autour de la tête humérale. Le muscle grand rond qui s'insère aussi à l'angle inférieur de l'omoplate et d'autre part à la lèvre postérieure de la coulisse bicipitale porte le bras en dedans et en arrière.

2° Le muscle grand pectoral qui se soude en éventail sur les cinq ou six premières côtes et la clavicule d'une part, sur la lèvre antérieure de la coulisse d'autre part, plus loin que le sous-scapulaire, juste

au-dessus du grand rond et du grand dorsal, a pour
action de rapprocher le bras de l'épaule et du thorax ; c'est lui qui nous fait croiser les bras sur la
poitrine. Cette action assez complexe est due à sa
composition en éventail et à ce que les insertions
des divers faisceaux se font sur l'humérus en ordre
inverse des insertions sur le thorax : les faisceaux
supérieurs ayant leur insertion humérale au-dessous
de celle des faisceaux inférieurs ; il résulte de cette
disposition que, à l'humérus, le muscle se recouvre
lui-même ; il semble que chaque branche ou chaque
fuseau entre successivement en jeu en commen-
çant par le plus inférieur. Le bras étant supposé
étendu horizontalement sous la contraction du deltoïde, on voit que le faisceau claviculaire du grand
pectoral agit alors exactement dans le même sens
que le deltoïde pour appliquer la tête humérale
contre l'omoplate ; si, à ce moment, on fléchit lentement le bras en relâchant peu à peu le deltoïde
contracté, c'est le dernier faisceau inférieur qui se
contracte d'abord et abaisse le bras le long du thorax, les autres faisceaux continuent le mouvement ;
puis les faisceaux supérieurs et surtout le faisceau
claviculaire, ayant alors leurs fibres dirigées obliquement de bas en haut, entrent en contraction et ra-

mènent de bas en haut le bras sur la poitrine. Le
petit pectoral, sous-jacent au grand, en est l'auxiliaire surtout au début. A la fin du mouvement, le
faisceau claviculaire du deltoïde s'ajoute à celui
du grand pectoral pour remonter le bras encore

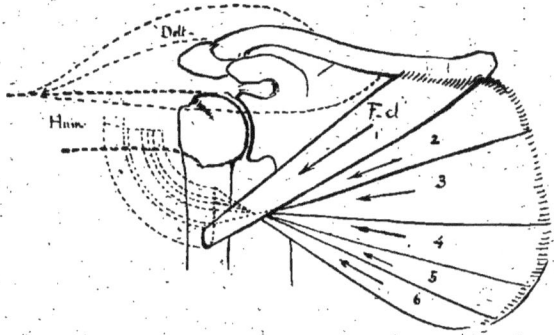

Fig. 82

Action du grand pectoral sur l'humérus.

1. F. cl. Faisceau claviculaire.
2-3-4. Faisceaux pectoraux.
5-6. Faisceaux costaux.
Hum. Humérus étendu.
Delt. Deltoïde contracté.

plus haut et le faire croiser complètement. Cependant, les autres portions du deltoïde se sont laissé
distendre en complet relâchement, ainsi que les
antagonistes petit et grand ronds et grand dorsal
(fig. 82).

3° Ce dernier, un des plus importants du revêtement dorsal, puisqu'il s'insère sur toute l'aponévrose

sacro-iliaque et les apophyses épineuses jusque vers la huitième vertèbre dorsale, forme un immense triangle dont le sommet, représenté par un faisceau épais, charnu, vient aussi en se contournant s'attacher à la lèvre postérieure de la coulisse bicipitale. Il a par conséquent des faisceaux presque horizontaux et d'autres verticaux prenant origine sur le milieu des trois dernières côtes. Il fait pendant au grand pectoral dont il est l'antagoniste ; ce sont ces deux muscles qui limitent les bords du creux de l'aisselle, l'un en avant l'autre en arrière.

VII. — Mouvements d'ensemble de l'épaule et du bras.

Nous avons essayé, par une figure schématique, de représenter l'ensemble des muscles qui agissent sur la partie supérieure de l'humérus ; les points d'insertion, placés ici sur la même circonférence, donnée par une coupe de l'humérus à peu près à la hauteur du col chirurgical, sont en réalité à des hauteurs différentes, les unes au-dessus, les autres au-dessous de ce col. De même les points d'intersection fixe n'ont pu être indiqués que relativement ; les flèches indiquent la direction principale de l'ac-

Circumduction du bras. — Action successive des muscles.

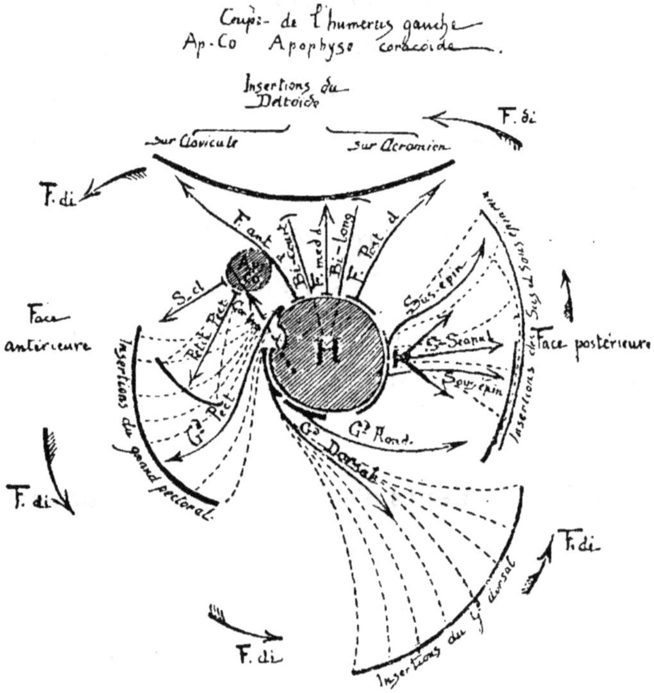

Fig. 83

F.di.	Direction du mouvement.
F.ant.d.	
F.méd.d.	Faisceaux du deltoïde
F.post.d.	
Bi.court.	Biceps, courte et longue portion.
Bi.long.	
S.cl.	Sous-clavier.
Petit pect.	Petit pectoral
Gd pect.	Grand pectoral.
Sus-épin.	Sus-épineux.
Sous-épin.	Sous-épineux.
S.-scapul.	Sous-scapulaire.

tion de chaque muscle (fig. 83). La section est supposée faite sur l'humérus gauche et le bras est étendu horizontalement en dehors sous la contraction du faisceau médian du deltoïde.

Le bras étant relevé, mettons en contraction successivement tous les muscles du bras, en allant de gauche à droite sur la figure et d'avant en arrière sur l'individu vivant, c'est-à-dire dans le sens indiqué par les flèches de direction (F.di). Le faisceau antérieur du deltoïde et le coraco-brachial amènent le bras un peu en avant ; le grand pectoral agit de même par son faisceau claviculaire qui attire le bras sur la poitrine en avant en lui donnant un mouvement de rotation ; les faisceaux suivants agissent successivement et inclinent le bras en continuant la rotation, puisqu'ils abaissent la gouttière bicipitale ; une fois leur action produite, le grand dorsal, inséré à la lèvre postérieure de cette même gouttière, leur succède, abaisse totalement l'humérus, puis le fait tourner en remontant en arrière ; le grand rond accentue ce dernier mouvement que reprennent les sous-épineux et sous-scapulaires par leurs faisceaux inférieurs : à ce moment l'humérus est ramené horizontalement en arrière quand le sus-épineux et le faisceau postérieur du deltoïde, se contractant à leur tour, relèvent l'humérus jusqu'à la position initiale d'où nous sommes partis. On a ainsi produit une circulation totale.

A vrai dire, dans ce mouvement, participent l'omoplate et la clavicule qu'abaissent d'abord le sous-clavier et le petit pectoral, insérés au sommet de l'apophyse coracoïde et ensuite le rhomboïde, le triangle inférieur du trapèze, le triangle supérieur et l'angulaire de l'omoplate. Celui-ci s'incline en avant dans un mouvement de bascule et se relève ensuite; la

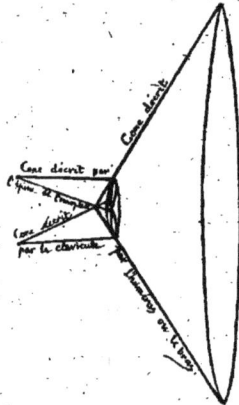

Fig. 84

Mouvements de l'humérus, de l'omoplate et de la clavicule dans la circumduction du bras.

clavicule le suit dans les diverses phases de ce déplacement. En résumé, dans le mouvement de circumduction, le bras étendu, prolongeant ainsi l'humé-

rus, décrit la surface d'un cône ayant son sommet à
l'articulation de l'épaule et, de leur côté, la clavicule
d'une part et l'omoplate d'autre part réduit à la
direction de l'épine, décrivent aussi deux cônes plus
petits, ayant leurs bases inscrites dans une section
de celui décrit par le bras (fig. 84).

Nous n'avons pas insisté sur l'action du biceps
en avant; bien qu'il agisse sur l'humérus dans le
même sens que le deltoïde quand le bras est recti-
fié; mais comme son action principale est de fléchir
l'avant-bras sur le bras, nous en reparlerons à propos de l'articulation du coude. Il en est de même
du triceps brachial, à la face interne et postérieure
du bras, bien qu'il ait un faisceau médian qui,
étant inséré en bas de la facette articulaire de l'omoplate, agit pour abaisser le bras et le ramener près
du corps. Sa description et son étude viendront au
chapitre suivant.

CHAPITRE IX

ARTICULATION DU COUDE

L'extrémité inférieure de l'humérus est très inté-ressante au point de vue mécanique, car en dehors

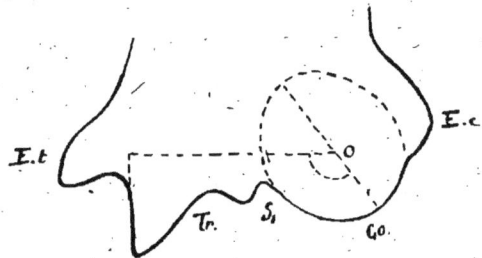

Fig. 85

Profil articulaire de l'humérus au coude.

E. t. Epitrochlée.
E. c. Epicondyle.
Tr. Trochlée.
Si. Sillon de raccord.
Co. Condyle.

des particularités de forme, elle présente des sur-faces articulaires différentes de celles que nous avons vues jusqu'ici (fig. 85).

Aplatie transversalement, elle a la forme d'un

trapèze à grande base inférieure : les extrémités
de cette base sont marquées par deux renflements
ou tubérosités qui ont reçu le nom d'épitrochlée, en
dedans, d'épicondyle, en dehors, et qui sont séparées
par deux fossettes assez profondes, situées l'une en
avant, l'autre en arrière et destinées toutes deux à
recevoir une expansion osseuse de l'os qui s'articule
immédiatement avec l'humérus, c'est-à-dire du
cubitus.

Le profil de la base est très sinueux, formé par
la réunion de deux surfaces courbes articulaires : la
plus interne représente la gorge d'une poulie, d'où
son nom de trochlée ; l'externe est convexe ou semi-
ovoïde, c'est le condyle ou petite tête de l'humérus.
Un sillon curviligne raccorde la surface du condyle
avec le bord externe de la poulie ; mais l'axe du
condyle n'est pas dans le prolongement de l'axe de
la poulie : les deux axes font entre eux un angle de
160° environ. Ce point est très important comme
conséquence.

Ces deux surfaces s'articulent avec les deux os
de l'avant-bras, cubitus et radius, lesquels s'articulent aussi entre eux et ont un rôle mécanique
très différent ; l'articulation du coude est donc
triple. Il y a :

1° Articulation de l'humérus avec le cubitus et le radius simultanément;

2° Articulation de l'humérus avec le radius seul;

3° Articulation du radius avec le cubitus.

La trochlée est la surface articulaire avec le cubitus, le condyle avec le radius. La dissemblance des surfaces trochléaire et condylienne fait voir de suite que les extrémités articulaires du cubitus et

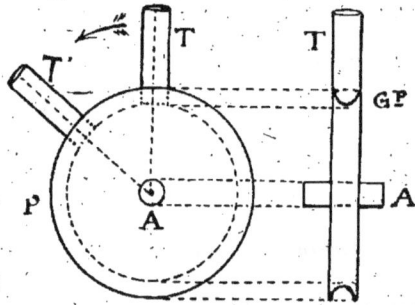

Fig. 86

Mouvements d'une tige dans la gorge d'une poulie.

du radius doivent être très différentes l'une de l'autre pour épouser leurs correspondantes humérales.

On sait qu'une poulie fixe ne peut prendre qu'un mouvement de rotation autour de son axe et que la corde qui glisse dans la gorge de la poulie se meut dans un plan perpendiculaire à cet axe, quand la gorge a pour section une demi-circonférence ; il en sera de même si au lieu d'une corde on fait glisser dans la gorge une tige rigide perpendiculaire à l'axe de rotation ; cette tige se mettra successivement dans le prolongement de tous les rayons de la poulie et la tige décrira une circonférence complète si aucun obstacle ne s'oppose à son mouvement (fig. 86) ; il n'en sera plus de même si la section de la gorge, au lieu d'être une demi-circonférence exacte, est une courbe asymétrique, présentant des différences dans son indice de courbure. La tige tournera toujours autour de la poulie, mais dans un plan oblique à l'axe et décrira une surface conique en dedans ou en dehors suivant que la tige sera elle-même oblique en dedans ou en dehors.

La trochlée humérale présente cette forme de gorge asymétrique de sorte que la tige osseuse articulée avec elle, le cubitus, est légèrement oblique par rapport à l'axe de l'humérus et décrit un conoïde à grande ouverture tournée en dehors et en avant. Le profil de la tête articulaire du cubitus est symétriquement inverse de celui de la trochlée ; à la gorge correspond une arète mousse curviligne se raccordant de part et d'autre avec une gouttière circulaire concave dans laquelle glisse le bord correspondant de la poulie (fig. 87).

L'arête du cubitus glisse donc entre les deux bords de la poulie comme entre deux guides ; le cubitus ne peut par conséquent prendre qu'un mou-

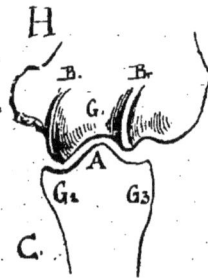

Fig. 87

Articulation huméro-cubitale.

H. Humérus.
C. Cubitus.
B, B2. Bords de la trochlée.
G2, G3. Gorges correspondantes.
A. Arête mousse guidée par la gorge G.

vement de rotation autour de l'axe de cette poulie ; dans ce mouvement la tige cubitale peut se rapprocher ou s'écarter de l'humérus en formant un angle moins ou plus ouvert. Théoriquement l'angle pourrait varier de 0 à 360° ; matériellement il n'en peut être ainsi à cause des dimensions et de l'épaisseur des pièces osseuses et aussi parce que le mouvement de rotation devait être limité pour obtenir à

volonté la rectitude du bras total. On comprend
très bien que si l'avant-bras pouvait librement décrire une circonférence complète dans le plan du
bras, il y aurait impossibilité presque absolue de le
maintenir étendu en ligne droite sous la seule puissance des muscles extenseurs et fléchisseurs. En
effet, si l'on admet égalité de puissance entre ces
groupes musculaires antagonistes, contractés tous
deux à la fois, le bras sera étendu en totalité ; mais
le moindre effort ou la moindre résistance à vaincre
déterminera immédiatement dans un sens ou dans
l'autre une rupture d'équilibre et l'avant-bras se
repliera en avant ou en arrière sur le bras. Il est
absolument nécessaire que les muscles extenseurs
trouvent un point d'appui pour agir en toute liberté
pendant le relâchement des fléchisseurs et que ce
point d'appui corresponde à la position d'extension
du bras en ligne droite. Ce point d'appui lui est
donné par un taquet osseux tombant dans une encoche de l'humérus, formant ainsi un cran d'arrêt
dans la révolution en arrière. Ce taquet est une
apophyse recourbée en bec, formant suite à l'arête
médiane de la poulie cubitale de manière à représenter une demi-circonférence ; c'est l'apophyse olécrane qui, dans l'extension complète, vient s'engager

15

dans la cavité postérieure séparant la trochlée du condyle, entre lesquels elle est creusée dans l'épaisseur de l'humérus. L'olécrane est renforcée par un contre-fort assez épais, de telle sorte qu'une coupe de cette apophyse serait triangulaire avec sommet émoussé en arrière.

En avant, les causes qui déterminent la présence d'un cran d'arrêt analogue à l'olécrane, quoique moins prononcé, sont d'un autre ordre. Nous remarquerons tout d'abord que les ligaments postérieurs de l'articulation huméro-cubitale pourraient, sans inconvénient mécanique, être assez souples et assez puissants pour subir la traction que comporterait la flexion extrême ou la juxtaposition du cubitus sur l'humérus, de telle sorte que les deux os soient parallèles; mais les masses musculaires les plus importantes, les vaisseaux nourriciers, artères et veines, les principaux nerfs du bras, sont situés en avant de l'humérus au pli du coude; la flexion complète de l'avant-bras sur le bras déterminerait dans les masses musculaires mises en contact une compression exagérée qui tout au moins serait nuisible sinon incompatible avec la bonne régularité de la circulation du sang dans le membre supérieur : il faut donc protéger ces organes contre ce danger possible et la mesure de précaution a été réalisée par la constitution d'un second cran d'arrêt antérieur dans lequel vient s'engager un butoir opposé à l'olécrane ; ce nouveau butoir est l'apo-

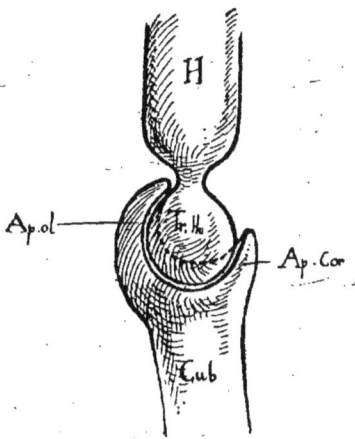

Fig. 88

Coupe antéro-postérieure de l'articulation huméro-cubitale.

H. Humérus.
Cub. Cubitus.
Ap. ol. Apophyse olécrane.
Ap. Co. Apophyse coronoïde.
Tr. Hu. Trochlée humérale surmontée des deux dépressions où se reçoivent
les apophyses.

physe coronoïde qui ne permet qu'un certain degré de flexion sur le bras et maintient toujours un certain intervalle entre les deux os (fig. 88).

D'autre part, on remarquera que l'existence de ces butoirs dont les sommets sont les extrémités

d'un arc de 180° environ auraient diminué considérablement l'amplitude du mouvement de révolution de l'avant-bras sur le bras, sans la présence des
encoches destinées à les recevoir; le résultat obtenu
est donc parfait puisqu'on obtient la rigidité inflexible
du bras en arrière, avec conservation de l'amplitude
théorique du mouvemement de révolution.

Ces remarques précisent exactement le rôle du
cubitus; il est par excellence le levier de l'extension
et de la flexion de l'avant-bras sur le bras. Le radius qui l'accompagne et participe à tous ses mouvements en possède par lui-même d'autres qui lui
sont particuliers; c'est au radius seul que sont dus
les mouvements de rotation ou plus exactement de
supination et de pronation de l'avant-bras qui entraînent ceux de la main. La raison en est dans la
forme des surfaces articulaires entre le radius et
l'humérus d'une part et le cubitus d'autre part.

Nous avons déjà vu que l'humérus était terminé
inférieurement et en dehors par une petite tête sensiblement semi-ovoïde connue sous le nom de condyle
et nous avons antérieurement fait cette remarque que
toutes les fois qu'une surface articulaire plus ou
moins sphérique était nécessitée par le jeu d'un
organe, la surface correspondante était à son tour

plus ou moins excavée suivant que l'articulation en question devait présenter ou plus de solidité avec moins d'amplitude ou plus de souplesse avec plus d'amplitude dans les mouvements. Or, de toutes les surfaces en contact avec une sphère, celle qui répond le mieux au second emploi, au second but, est celle d'un plan tangent à la sphère ; le contact étant réduit à un point se déplace avec la plus grande facilité, mais il offre peu de stabilité ; il est donc préférable de le remplacer par une surface plane légèrement excavée, formant cupule, de manière à épouser un peu la surface sphérique ; on conserve ainsi tous les avantages du plan tangent avec un peu plus de solidité articulaire.

II. — Mouvements relatifs à l'articulation du coude.

Une tige cylindrique, terminée par une semblable cupule de petite dimension, pourra tourner sur elle-même, c'est-à-dire autour de son axe longitudinal, tout en restant en contact avec la surface du segment ovoïde ou sphérique.

Donc, le levier osseux articulé avec le petit condylè de l'humérus étant ainsi construit, il jouira par rapport à ce dernier de la possibilité de deux mouvements :

1° Mouvement de révolution autour de la sphère ou déplacement d'arrière en avant : identique au mouvement de flexion ou d'extension du cubitus.

2° Mouvement de rotation sur lui-même autour de son axe longitudinal.

Plaçons à côté l'une de l'autre ces deux tiges osseuses, mettons-les en rapport avec les surfaces articulaires de l'humérus et fléchissons l'avant-bras sur le bras; les deux os, primitivement dans le prolongement de l'humérus, se rapprochent de celui-ci en formant un angle de plus en plus petit, en tournant d'arrière en avant, l'un autour de l'axe de la poulie, l'autre autour de l'axe du condyle.

Si les deux axes étaient exactement dans la même direction, dans le prolongement l'un de l'autre, les deux tiges osseuses resteraient parallèles entre elles dans ce mouvement de révolution; mais nous savons que ces axes forment entre eux un angle de 160°, de telle sorte que le cubitus tend à décrire une surface conique ouverte en dehors, ayant pour sommet la tubérosité interne ou l'épitrochlée et le radius, une seconde surface conique ouverte en dedans ayant pour sommet l'épicondyle ; les deux cônes incomplets ainsi décrits empiètent l'un sur l'autre par leurs bases, d'abord juxtaposées ; mais tandis que le cubitus est astreint à se mouvoir dans une direction perpendiculaire à l'axe de la poulie et ne peut guère dévier tant que le bec de l'olécrane est fortement engagé dans sa cavité humérale, le radius a beaucoup plus d'indépendance et, en raison de l'obliquité de l'axe du condyle, tend à s'incliner davantage en dedans, à mesure que la flexion augmente ; aussi le voit-on se tourner sur son axe de plus en plus, si bien que le parallélisme des tiges est détruit et que le radius vient croiser le cubitus et passe par dessus lui. Ce double mouvement du radius entraîne comme conséquence l'articulation latérale du radius avec le cubitus ; en effet le radius ne peut tout à la fois accompagner le cubitus dans ses mouvements et tourner sur son axe que s'il est suffisamment solidarisé avec celui-ci pour pouvoir y prendre un point d'appui dans sa rotation. Cette solidarité est obtenue au moyen d'un ligament spécial très intéressant, c'est le ligament annulaire du radius qui lui forme une sorte de cravate juste au-dessous du plateau articulaire radio-huméral ; puisqu'il y a rotation, il faut que le contour de ce plateau soit curviligne ou

presque circulaire, ce qui nécessite une surface concave située sur le côté du cubitus juste au niveau du
plateau circulaire. Cette encoche concave est en
en effet située à la hauteur du plateau radial ou de
l'apophyse coronoïde du cubitus, et c'est de chaque
côté de cette facette que s'insère le ligament-cravate ;
à partir de ce point, les deux os s'écartent un peu
l'un de l'autre en s'excavant, mais le radius présente
à 2 ou 3 centimètres au-dessous du ligament annulaire une tubérosité assez saillante à laquelle vient
s'insérer la branche inférieure du biceps en passant
par dessus le cubitus ; cette tubérosité a, par elle-
même et par l'effet du tendon y inséré, une certaine
action sur le cubitus qu'elle rencontre dans le mouvement de rotation du radius. Nous verrons plus
loin la description et les propriétés mécaniques de
l'extrémité inférieure des os de l'avant-bras. Revenons à l'articulation du coude ; nous avons déjà
parlé de la dépression centrale du plateau circulaire
du radius ; ce plateau qui a une épaisseur variable de
2 à 5 millimètres est doublé d'un cartilage épais qui
permet l'adaptation exacte des surfaces entre le
condyle huméral et la tête radiale.

Au point de vue fonctionnel, on ne doit jamais
séparer les os de leurs cartilages qui forment les

véritables surfaces en contact de glissement ou de roulement ; nous devons toujours envisager les os à l'état vivant, garnis de leurs doublures polies et brillantes et non dénudés et desséchés : ce sont en fait ces cartilages qui déterminent la forme définitive des surfaces articulaires.

Les ligaments qui unissent les trois os de l'articulation du coude n'offrent rien de particulier sauf l'un d'eux : ces ligaments forment par la réunion de leurs faisceaux divers une gaîne complète qui isole absolument les surfaces articulaires et les met autant que possible à l'abri de tout trouble extérieur. Quant au ligament qui permet librement la rotation du radius, il solidarise les deux os de l'avant-bras dans tous les mouvements du cubitus. Le radius participe à tous les mouvements de celui-ci, dans la flexion et l'extension ; mais il est de plus susceptible de mouvements particuliers très importants, très utiles : ce sont les mouvements de pronation et de supination rendus possibles par la disposition spéciale de l'articulation du radius avec le cubitus.

Ce mouvement de pronation de l'avant-bras ou de rotation en dedans se transmet à la main ; c'est lui qui permet l'opposition des deux mains. Pour se rendre compte de son importance, il suffit de supprimer volontairement ce mouvement naturel de pronation qui s'effectue sans que nous nous en apercevions, et bien vite on verra que nous en serions réduits à une impotence relative qui diminuerait dans des proportions considérables le jeu de nos membres supérieurs. C'est à ce mouvement de pronation, d'opposition des mains, complété et détaillé par l'opposition possible du pouce à tous les autres doigts que l'homme doit son aptitude mécanique, cette habileté qui constitue une des principales causes de notre supériorité, de notre suprématie sur les animaux. Aussi recommanderons-nous, dans les ankyloses du coude, voulues ou imposées, de rechercher l'ankylose du seul cubitus avec l'humérus, ce qui donne la fixité, la solidité du bras sur l'avant-bras et de bien veiller à conserver les mouvements de pronation du radius sur le cubitus, d'autant plus que cette conservation de la mobilité ne peut nuire à l'équilibre, à la solidité du membre et que les usages de la main sont ainsi maintenus presque en entier.

III. — Muscles du bras. — Extenseurs.

Les muscles qui mettent en jeu l'articulation du coude sont peu nombreux et nous avons déjà considéré quelques-uns d'entre eux sur lesquels d'ailleurs il nous faut insister davantage.

Les extenseurs sont les plus simples ; ils occupent la partie postérieure du bras et on les décrit ensemble sous le nom de triceps brachial ou muscle à trois branches. La branche médiane ou longue branche s'insère en haut sur une facette rugueuse du bord axillaire de l'omoplate, immédiatement au-dessous de la cavité glénoïde articulaire ; les deux autres branches s'insèrent sur l'humérus lui-même de part et d'autre de la moyenne et toutes trois viennent se réunir en une puissante et vaste aponévrose qui prend insertion sur le contour et toute la surface postérieure de l'olécrane : le muscle anconé, situé dans le prolongement du triceps brachial peut en être considéré comme une simple dépendance. Le triceps, prenant son point d'appui, son insertion fixe sur l'omoplate, par sa branche médiane, a pour effet, quand le bras est étendu, de rapprocher la tête humérale de l'omoplate et de rappeler le bras près du tronc; mais son principal objet est d'étendre l'avant-bras sur le bras en exerçant une traction énergique sur le bec de l'olécrane.

La distance de ce bec ou de la surface d'insertion aponévrotique à l'axe de l'articulation est à peine de deux centimètres; c'est elle qui mesure le petit bras de levier auquel est appliquée la puissance, tandis que la distance de ce même axe à l'extrémité de l'avant-bras est de quinze à vingt fois plus longue ou, autrement dit, le bras de levier de la résistance est quinze à vingt fois plus long que celui de la puissance; celle-ci doit donc être quinze ou vingt fois plus considérable que l'autre, ce qui justifie la grande masse musculaire du triceps; cette disposition dans le levier convient au développement de la vitesse. En effet, le chemin parcouru par le bec de l'olécrane sur un arc de deux centimètres de rayon est d'environ quatre centimètres, et se fait en un temps très court sous l'action du triceps: mais l'olécrane entraîne dans son mouvement tout l'avant-bras et la main qui, se trouvant à l'extrémité d'un levier vingt fois plus long que le levier olécranien, décrit un arc vingt fois plus grand que celui-ci et comme il est parcouru dans le même temps, sa vi-

tesse est vingt fois plus grande. Aussi les mouvements d'extension de l'avant-bras sont-ils très ra-
pides et la puissance de l'effort est ici multipliée
par la vitesse ; c'est pourquoi les boxeurs utilisent
ce mouvement et donnent le coup de poing, non
avec l'épaule, mais surtout avec l'avant-bras qui se
détend avec la brusquerie d'un ressort ou d'une
corde d'arbalète. On comprend maintenant pourquoi le triceps brachial est si puissant comme masse
ou comme volume ; car il doit agir énergiquement
et sur un petit bras de levier ; le faisceau médian se
contracte le premier et les deux latéraux ajoutent
immédiatement leur action combinée à celle du
médian, en prenant point d'appui sur l'humérus que
redresse horizontalement la contraction des faisceaux
deltoïdiens.

IV. — Fléchisseurs

Les fléchisseurs de l'avant-bras sont plus nombreux que les extenseurs ; les deux plus importants
sont le biceps et le brachial, qui agissent particulièrement, le premier sur le radius, le second sur le
cubitus. Le rôle du biceps est double et mérite d'être
étudié séparément pour chaque branche.

La longue branche fait son insertion supérieure par
un tendon long, assez grêle, qui se continue avec la
partie correspondante du bourrelet glénoïdien. Ce
tendon passe sur la tête de l'humérus et se loge dans
la coulisse bicipitale où il est maintenu par des brides
fibreuses transversales, puis il en sort pour donner
attache aux fibres musculaires qui forment à sa
suite un fuseau conique ; l'autre branche ou branche interne s'accroche à l'extrémité de l'apophyse
coracoïde en même temps que le muscle coraco-
brachial qui, soudé à l'humérus, est un fléchisseur
de l'humérus sur l'épaule en dedans. Cette seconde
branche du biceps descend verticalement formant
avec l'autre un angle aigu, elles se réunissent toutes
deux en un cône aplati terminé par un puissant tendon
direct qui s'insère sur la tubérosité interne du radius
dont nous avons déjà parlé. De plus, une expansion
aponévrotique oblique part de la base du tendon
pour se fixer sur le cubitus au niveau de l'insertion
du brachial antérieur : ce trait d'union aponévrotique a pour but d'assurer la synergie du biceps et
du brachial sur les deux os : cubitus et radius. La direction des fibres musculaires n'est pas la même en
haut, ni le mode d'insertion ; il en résulte une différence d'action qu'il est bon de constater. Lorsque

le bras est allongé, tombant de lui-même sous l'influence de la pesanteur, il faut, en immobilisant
l'épaule et le bras, fléchir l'avant-bras; la contraction des deux branches du biceps s'exerce à la fois
verticalement de bas en haut sur le radius qui but-
tant contre l'humérus repousserait celui-ci en haut
contre la voûte scapulaire s'il ne rencontrait justement le tendon dela longue portion du biceps. Celui-
ci passant par dessus la tête humérale, dans la coulisse bicipitale, la maintient et la bride contre la
facette articulaire de l'omoplate. Nous ne pensons
pas que ce soit là le vrai but de cette disposition du
tendon sur la tête humérale ; nous remarquerons
plutôt que la tête humérale joue ici le rôle d'une
poulie de renvoi et que, grâce à elle, la contraction
du biceps externe ou de la longue portion, a pour résultat la flexion de l'avant-bras sur le bras au lieu de
soulever simplement le bras en dedans comme le fait
le faisceau coracoïdien du biceps, quand il agit seul
et que le mouvement d'inflexion n'est pas encore
commencé. A notre avis, c'est la longue portion du
biceps qui donne naissance à ce mouvement auquel
contribuent aussitôt la portion coracoïdienne et le
brachial antérieur, et l'avant-bras s'infléchit sur le
bras légèrement en dedans.

Le brachial antérieur est, comme nous l'avons déjà dit, un muscle huméro-cubital, large, épanoui; il s'insère au milieu environ de l'humérus, sur toute la face antérieure qu'il engaîne, qu'il enveloppe dans sa gouttière et il vient se fixer inférieurement juste au-dessus de l'apophyse coronoïde du cubitus, laquelle lui sert de bras de levier comme l'olécrane au triceps. Ainsi donc, le biceps est le fléchisseur du radius et le brachial antérieur celui du cubitus, et pour assurer la communauté d'action, la synergie et la simultanéité des mouvements de flexion, le tendon du biceps se relie à celui du brachial par un pont oblique passant juste au-dessus et au milieu de l'interligne articulaire. De cette manière les trois muscles agissant ensemble commencent par fléchir l'avant-bras sur le bras, puis les deux faisceaux du biceps, tout en continuant le mouvement, soulèvent le bras vers l'épaule, aidés dans cette tâche par le deltoïde, le sus-épineux et le faisceau claviculaire du grand pectoral et les faisceaux supérieurs du trapèze.

V. — Rotateurs du bras ou Pronateurs et Supinateurs

Les muscles qu'il nous reste à étudier à l'articulation du coude ne sont plus à proprement parler des extenseurs ou des fléchisseurs, bien qu'ils puissent contribuer à l'extension et à la flexion ; mais leur rôle principal est d'imprimer à l'avant-bras une rotation en dedans ou en dehors de l'axe du bras. Ce sont les muscles pronateurs et supinateurs.

Normalement les deux os de l'avant-bras se trouvent dans le prolongement de l'humérus, mais il est à remarquer que l'axe de la tête de l'humérus et l'axe transverse allant de l'épicondyle à l'épitrochlée ne sont pas dans un même plan vertical et que si on les projette tous deux sur un même plan horizontal, ils forment un certain angle dû à la torsion de l'humérus dans sa moitié inférieure ; il en résulte que l'avant-bras paraît inséré obliquement sur le bras ; cette inclinaison en dedans est surtout manifeste dans le bras pendant librement ; elle disparaît en grande partie lorsqu'on étend le bras horizontalement. Cette tendance à la rotation en

16

dedans montre que la pronation, est la position naturelle de l'avant-bras sur le bras et que la supination, ou rotation en dehors, n'est que le retour de l'avant-bras dans l'axe du bras. Pour mieux nous faire comprendre, nous remarquerons que la position naturelle des mains quand le bras tombe librement sous l'action de la pesanteur est la position latéro-dorsale; tandis que la position que l'on fait prendre au soldat au port d'armes, le petit doigt sur la couture du pantalon et le pouce en dehors, correspond à une position anormale, à la supination forcée et que cette position ne peut être obtenue par la simple rotation du radius sur le cubitus, mais que l'humérus doit aussi prendre part à ce mouvement; ce qui fait tourner en avant la tête de l'humérus et ouvrir les épaules; c'est le trapèze, le rhomboïde et le grand dorsal qui contribuent à ce mouvement de l'épaule qui s'ajoute à la supination de l'avant-bras.

La pronation s'exécute par deux muscles : au coude, par le grand rond ou grand pronateur; plus bas, par le carré pronateur. Le premier prend ses insertions fixes, en haut sur la tuberosité interne de l'humérus ou épitrochlée par son faisceau principal, et sur l'apophyse coronoïde du cubitus par son faisceau accessoire; son insertion inférieure ou mobile se fait à la partie moyenne de la face externe du radius ; c'est donc un muscle oblique transverse contournant le radius.

La contraction de ses fibres fait tourner le radius sur son axe de dehors en dedans et les deux faisceaux participent à cette action qui est la principale; mais, en plus, le faisceau qui part de l'humérus peut aussi participer à la flexion de l'avant-bras sur le bras, lorsqu'il y a en même temps pronation et flexion, tandis que le faisceau secondaire ne peut avoir qu'un rôle pronateur. Il importe de remarquer que la tubérosité radiale, sur laquelle s'insère le biceps est assez considérable, et que son épaisseur est accrue par le tendon bicipital qui la recouvre. Sous l'action du grand pronateur, le radius tourne en dedans vers le cubitus, mais alors il entraine l'enroulement en dedans du muscle biceps et la tubérosité vient s'appuyer sur le cubitus qu'elle abaisse et fait tourner en arrière, de sorte que le radius passe par devant le cubitus et vient fortement en dedans.

Il est aidé dans ce mouvement par le muscle carré pronateur qui, situé profondément, s'étale vers le quart inférieur de l'avant-bras, unit la face antérieure du cubitus à la face antérieure du radius

sur laquelle ses fibres s'insèrent perpendiculairement. Son action est très importante ; c'est lui qui
achève le mouvement que le grand pronateur a
commencé.

Il est un point important que toute description
ne peut mettre suffisamment en lumière dans
le fonctionnement d'un organisme vivant : c'est
la mise en jeu successive, la coordination dans
l'action des différentes pièces mécaniques composant
cet organisme, la distribution variée et variable, suivant le cas, de la quantité de force et de mouvement
que la volonté intelligente distribue à chaque agent ;
le système musculaire de la vie de relation forme un
clavier dont on joue inconsciemment et le membre
supérieur nous en offre le plus bel exemplaire, après
toutefois, le système musculaire de la face dont les
grands artistes de la scène ou du monde, comi-
ques ou tragiques, savent jouer en virtuoses. Qu'on
nous pardonne cette remarque, mais nous ne saurions trop dire que l'homme est une merveille au
point de vue physico-mécanique : énergie intrinsèque, élaboration des forces, utilisation raisonnée de
ces puissances, transmission instantanée des ordres
d'action, tout se réunit en lui pour en faire une machine admirable de souplesse et de puissance, pour

un poids aussi faible et sous un aussi petit volume.

Nous reviendrons tout à l'heure sur le mouvement de pronation quand nous étudierons l'articulation de l'avant-bras avec la main par l'intermédiaire du poignet.

Le mouvement contraire ou de supination est sous l'influence des muscles long et court supinateurs.

Le premier ou long supinateur est en même temps un fléchisseur de l'avant-bras, ainsi qu'il résulte de l'examen de ses insertions.

En effet, ce muscle s'insère en haut au bord externe de l'humérus sur une étendue de trois à cinq centimètres, et en bas dans une gouttière oblique un peu au-dessus de l'extrémité ou apophyse styloïde du radius : ses fibres sont longitudinales et franchissent l'articulation du coude, mais elles passent normalement en avant du radius et, dans le relâchement du bras tombant, elles ont une direction verticale à laquelle elles tendent à revenir de sorte que, partant de la pronation ou de la supination forcée, ce muscle agit comme supinateur ou pronateur en revenant à sa position d'équilibre, en rectifiant ses fibres, contournées préalablement par la pronation ou la supination ; il commence le mouvement, mais il est évident que la contraction normale de ses fibres amène le radius vers l'humérus : il est donc aussi un fléchisseur de l'avant-bras.

Le véritable agent de la supination est le court supinateur qui est en même temps un muscle postérieur et antérieur de l'avant-bras, car il forme un cornet oblique autour du radius. En effet, son insertion fixe et supérieure se fait à l'épicondyle et au bord interne du cubitus en arrière ; ses fibres descendent de plus en plus obliquement pour s'insérer en avant sur le radius, en suivant une ligne oblique partant de la tubérosité bicipitale, jusqu'au milieu du bord externe du radius, juste en avant du tendon du grand pronateur. Son action est manifeste, il fait tourner le radius sur son axe en sens inverse du pronateur.

Sappey, après expérience, prétend que la tête inférieure du radius peut ainsi tourner d'un angle de 120 à 130 degrés. Au premier abord, cela peut paraître exagéré, car la surface articulaire de la tête radiale ne semble guère occuper que le quart du contour de cette tête ; cependant, en allant de la supination à l'extrême pronation, on voit que l'extrémité inférieure du radius décrit un arc de près de 180°, puisqu'elle peut prendre deux positions à peu-près diamétralement opposées ; mais il faut observer que,

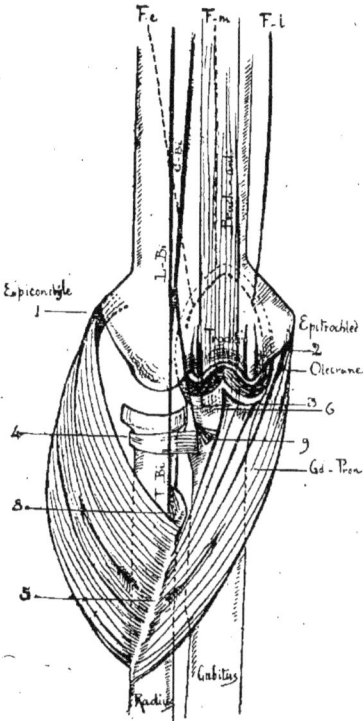

Fig. 89

Schéma des muscles agissant sur le coude au bras droit.

1. Insertion du court supinateur.
2-3. Insertion du grand pronateur.
4. Ligament-cravate du radius.
5. Insertions radiales du court supinateur et du grand pronateur.
6. Insertion cubitale du brachial antérieur.
7. Son insertion humérale.
8. Tubérosité bicipitale du radius où s'insère le biceps.
9. Insertion cubitale du tendon oblique du biceps.
Fe, Fm, Fi. Faisceaux externe, médian et interne du triceps brachial qui, derrière l'humérus, viennent s'insérer sur l'apophyse olécrane tracée en pointillé.
C. Sup. Court supinateur.
Gd. Pron. Grand pronateur.
L-Bi, C-Bi. Longue et courte portion du biceps.

en plus du mouvement de rotation sur son axe, le radius, en raison de son articulation inférieure avec le cubitus, décrit autour de celui-ci un arc de révolution qui s'ajoute au premier arc. Les autres muscles de l'avant-bras se mettent en rapport avec le poignet et la main ; nous les étudierons plus loin après avoir essayé de figurer, dans un schéma simple, les muscles agissant sur l'articulation du coude et répondant aux mouvements de flexion, d'extension, de pronation et de supination (fig. 89).

CHAPITRE X

AVANT-BRAS ET MAIN

I. — Articulation du Poignet

Les deux os de l'avant-bras, en contact à leur extrémité supérieure, s'écartent l'un de l'autre pour revenir ensuite au contact à leur extrémité inférieure; l'intervalle qui les sépare et qui varie de forme dans la rotation du radius autour du cubitus, est rempli par une cloison aponévrotique, discontinue et souple, qui donne insertion, par ses faces antérieure et postérieure, à certains muscles moteurs de la main et des doigts. Le contact inférieur du cubitus et du radius, c'est-à-dire l'articulation radio-cubitale, se fait au moyen de deux facettes

courbes, l'une concave, l'autre convexe, ayant toutes
deux la forme de segments cylindriques coupés parallèlement à l'axe et s'emboîtant l'un dans l'autre
à la manière d'une moulure convexe dans une moulure concave de même diamètre; mais la disposition
des surfaces de contact à l'extrémité inférieure de
l'avant-bras est inverse de ce qu'elle est à l'extrémité supérieure. Au coude, c'est la tête ronde du
radius qui tourne dans l'échancrure cylindrique du
cubitus; en bas, au poignet, c'est encore le radius
qui tourne, mais c'est lui qui présente l'échancrure
cylindrique et le cubitus qui présente la surface convexe autour de laquelle se fait la révolution. Au
coude, la tête du radius tourne sur elle-même, em-
prisonnée par le ligament annulaire qui lui sert de
cravate; mais, au poignet, le radius tourne autour
du cubitus, auquel il est uni par deux ligaments,
l'un antérieur, l'autre postérieur formant bride de
part et d'autre de la surface articulaire, de sorte
que le radius et ses deux ligaments forment une
sorte de demi-anneau embrassant la tête inférieure
et interne du cubitus et que celui-ci est entraîné
dans la révolution du radius.

Supposons que la disposition des surfaces articulaires soit la même au coude et au poignet : dans ce

cas, les deux extrémités du radius auraient le même
mouvement de rotation sur place autour de son axe ;
il se produirait au poignet ce qui se produit au
coude, où la tête du radius reste en place, et ce
mouvement de rotation n'aurait aucune utilité pratique, puisqu'il ne provoquerait aucun déplacement
ni aucun changement dans la disposition relative
des leviers osseux de l'avant-bras, tandis que par la
disposition adoptée, alors que la tête supérieure
tourne sur place dans son anneau, dans son collet,
l'extrémité inférieure, formant collet avec les ligaments radio-cubitaux antérieur et postérieur, tourne
autour du cubitus comme l'anneau autour de l'excentrique qu'il enserre, qu'il entoure ; toutefois,
dans le cas présent, ce n'est pas l'excentrique qui
entraîne l'anneau, mais au contraire c'est l'anneau,
soudé en partie, qui entraîne l'excentrique dans son
mouvement de rotation.

Nous allons d'ailleurs revenir sur ce point important, après avoir étudié la forme des surfaces articulaires dans l'articulation du poignet.

On sait que l'extrémité inférieure du cubitus descend un peu moins bas que celle du radius d'environ
4 à 5 millimètres ; cette différence de niveau est ra-
chetée par un ligament et un cartilage concave de

4 à 5 millimètres d'épaisseur, allant depuis l'apophyse styloïde du cubitus jusqu'à l'interligne radio-
cubital.

De son côté, l'extrémité inférieure de la tête radiale est garnie d'un cartilage de revêtement assez
épais et épousant les deux facettes du radius, l'interne se trouvant sur un plan plus profond que l'externe ; en résumé, la surface articulaire de l'avant-
bras se présente comme la surface concave d'un

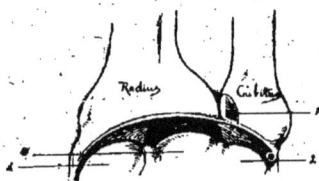

Fig. 90

Articulation radio-carpienne droite schématique.

1. Face articulaire cubito-radiale.
2. Os pyramidal.
3. Semi-lunaire s'articulant avec la facette profonde du radius.
4. Scaphoïde s'articulant avec la facette externe.

ellipsoïde creux, ayant un grand axe de 45 à 50 millimètres sur 16 à 18 millimètres de diamètre transverse ; mais cette concavité présente cette particula-
rité intéressante d'être subdivisée en trois facettes,
l'une médiane, plus concave, plus profonde, les
deux autres latérales et prenant la forme d'un
secteur ellipsoïdal.

A cette concavité à triple compartiment correspond un condyle osseux à triple renflement, épousant exactement les cavités articulaires correspondantes de l'avant-bras (fig. 90).

Ce condyle, en effet, est formé par trois os : le scaphoïde, le semi-lunaire et le pyramidal, noms qui ont la prétention plus ou moins justifiée de rappeler la forme des os qu'ils désignent. C'est le semi-lunaire qui s'articule avec la dépression médiane du radius, le scaphoïde avec la facette externe, et le pyramidal avec celle du cubitus. Le semi-lunaire paraît être le pivot de l'articulation dans ses mouvements de pronation et de supination : mais le centre n'est pas au milieu de la facette médiane; il est rapproché de la facette du cubitus, de sorte que l'arc décrit par l'extrémité du radius a un rayon un peu plus grand que celui décrit par l'extrémité du cubitus; il est donc un peu plus long. Du reste, ces arcs n'ont pas toujours la même grandeur, selon que l'avant-bras est étendu ou fléchi sur le bras, selon que le membre repose ou ne repose pas sur un plan solide qui le supporte; le maximum a lieu avec la position normale du bras, pendant directement de l'épaule sous l'action de la pesanteur. Dans ce cas, le radius est placé en avant et le cubitus en arrière, c'est-à-dire dans une position mixte entre la pronation et la supination, ou mieux, dans une demi-pronation; rien ne gêne la rotation du bras sur son axe, le mouvement est commencé par le radius et le cubitus entraîné avec lui; puis l'humérus lui-même participe à la rotation, et la tête humérale tend sa capsule articulaire en avant ou en arrière, selon qu'il y a supination ou pronation. Cette rotation complémentaire de l'humérus ne peut se faire que si le coude est libre, sans point d'appui extérieur et le bras étendu; mais dès que le coude est fixé ou que le bras est fléchi, il n'y a plus d'autre rotation que celle du radius chevauchant sur le cubitus, qu'il déplace, comme nous l'avons déjà vu.

Sappey, d'accord avec beaucoup d'anatomistes, mais contrairement à Winslow et à Duchenne de Boulogne, prétend que le radius tourne seul et que le cubitus reste immobile. Mais cependant il ne paraît pas avoir confiance absolue dans le résultat de son expérience.

Nous croyons, avec Winslow et Duchenne, que le cubitus se déplace suivant une surface conique à angle d'ouverture très faible. Il est facile, avec un peu d'attention, de constater sur soi-même que l'apophyse

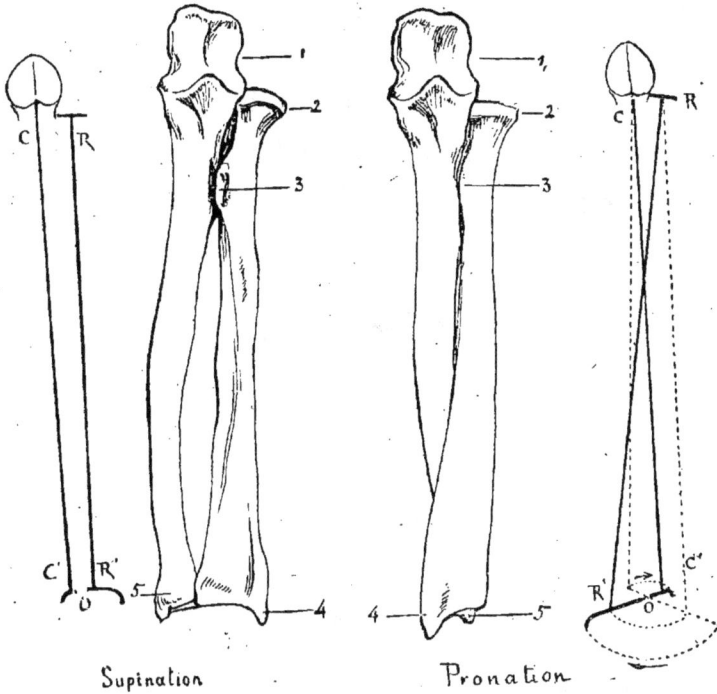

Supination   Pronation

Fig. 91.

Avant-bras gauche. Figure schématique.

1. Face antérieure de l'olécrane.
2. Tête du radius.
3. Tubérosité bicipitale.
4. Apophyse styloïde du radius.
5. — du cubitus.
CC' Axe du cubitus terminé par sa facette articulaire.
RR' Axe du radius terminé par une facette plus grande que celle du cubitus.
O. Centre articulaire radio-cubital inférieur.

1. Face antérieure de l'olécrane.
2. Tête du radius.
3. Tubérosité bicipitale.
4. Apophyse styloïde du radius.
5. — du cubitus.
CC' L'axe du cubitus s'est porté légèrement de dedans en dehors, la tête de l'olécrane n'ayant subi qu'une faible inclinaison.
RR' L'axe du radius s'est porté obliquement en dedans par dessus le cubitus; la tête a tourné sur elle-même, l'extrémité inférieure a décrit un arc de 130° autour du centre O.

styloïde du cubitus décrit un arc, en même temps
que le radius et que l'apophyse olécrane subit un
léger mouvement de bascule de dehors en dedans
ou inversement, rendu très possible par ce fait que
la cavité posthumérale où vient se loger l'olécrane
est garnie au fond d'un peloton adipeux et que ses

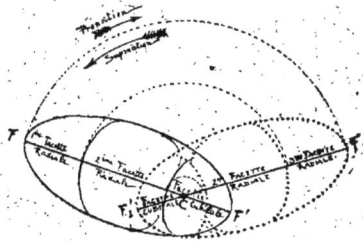

Fig. 92.

Mouvements de pronation et supination à l'avant-bras gauche.
Projection horizontale.

F, F'. Axe de l'ellipse articulaire formé par les deux facettes du radius
et celle du cubitus
C. Centre ou foyer autour duquel tourne l'ellipse.
FF'. Projection de l'axe.
F_1F_1'. Nouvelle position de l'axe dans la pronation. Les deux facettes
du radius ont tourné en dedans autour du centre C.

dimensions sont supérieures à celles de l'apophyse
qui peut, dans certaines limites, appuyer davantage
à droite ou à gauche, tout en conservant le contact;
ce mouvement de bascule est d'autant plus facile que
le triceps brachial est plus relâché (fig. 91-92).

D'ailleurs, il suffit d'un très léger déplacement

angulaire à l'olécrane pour que l'arc décrit à l'autre extrémité cubitale soit relativement grand ; ce déplacement est provoqué par le contact de la tubérosité bicipitale du radius sur le cubitus.

II. — Mouvements de la main sur l'avant-bras.

La division de la cavité elliptique articulaire en trois segments différemment profonds, montre que les trois os du condyle carpien doivent garder toujours le contact, chacun avec la même cavité ; de plus, la présence des deux apophyses styloïdes aux extrémités du grand diamètre de l'ellipse, limite étroitement les mouvements de latéralité de l'articulation radio-carpienne. On en estimera aisément la valeur en mesurant l'angle compris entre les deux positions extrêmes du métacarpien médian : cet angle est à peine de 15°, et si la main paraît obliquer davantage à droite ou à gauche, cette apparence est due à l'obliquité supplémentaire des doigts sur l'axe médian. D'ailleurs, ces mouvements latéraux n'ont pas réellement d'importance mécanique, puisqu'ils ne peuvent servir à la préhension, mais seulement à l'indication d'une direction.

17

Les mouvements d'extension et de flexion sont de beaucoup plus utiles et, par suite, plus intéressants.

Le travail mécanique du bras a toujours pour interprète la main, c'est-à-dire que le bras, sans la main, est non seulement un instrument incomplet, mais presque un instrument inutile; il n'en est pas de même pour la jambe qui, sans le pied, n'en sera pas moins un organe de support, quelle que soit la forme de son extrémité, la forme en pointe exceptée. En effet, le bras est avant tout un outil mécanique destiné à obéir, c'est-à-dire à exécuter les ordres intellectuels de l'homme, dans la recherche de la satisfaction de ses besoins végétatifs. Il doit être à la fois un organe d'action et un organe de défense; il doit savoir saisir et attirer, saisir et repousser. Préhension avec attraction, préhension avec refoulement, voilà les deux grandes fonctions que le bras doit remplir: il est admirablement construit pour répondre à ce double but. Ses deux premières parties humérale et radio-cubitale peuvent à volonté constituer un levier d'attraction et de soulèvement sous l'influence des muscles fléchisseurs, et une barre rigide sous l'action des muscles extenseurs; mais ils ne sauraient servir à la préhension. Il nous reste donc à étudier ses moyens de préhension : ils sont représentés par la main.

On ne peut guère séparer l'étude du poignet de celle de la main ou de l'avant-bras, car il est le trait-d'union entre celui-ci et celle-là.

Le carpe ou poignet doit être étudié dans son ensemble comme architecture et comme fonctionnement, sans entrer trop dans le détail.

Une chose frappe tout d'abord, c'est la multiplicité des pièces qui le composent. Cette multiplicité a pour principal objet et pour principale raison d'être :

1° L'augmentation de la flexibilité ;

2° L'augmentation de solidité ou de résistance au choc.

Ces pièces osseuses sont au nombre de huit que l'on peut réduire à sept, car l'une d'elles, le petit os pisiforme, gros comme un pois, sert simplement d'apophyse à l'os pyramidal. Ces os se divisent en deux séries ; l'une, en rapport avec l'avant-bras, est formée des trois os déjà énumérés plus haut, présentant ensemble un condyle à triple renflement; la seconde série est formée de quatre os dont l'interligne articulaire avec la première ne représente pas une courbe continue, mais plutôt une ligne d'enchevêtrement; il n'y a guère que l'os du milieu, le grand os faisant suite au semi-lunaire, qui présente une courbure concentrique à la courbure carpienne ; toutefois, cette seconde série, reliée à la précédente par des ligaments assez lâches, peut s'infléchir sur la première au moins autant que la première sur le

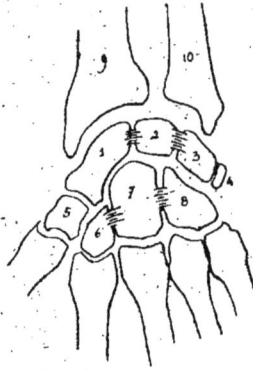

Fig. 93

Os du Poignet.

1. 2. 3. Première rangée.
5. 6. 7. 8. Deuxième rangée.
9. Radius.
10. Cubitus.

couple osseux cubito-radial à l'articulation radio-carpienne.

Enfin, cette seconde série s'articule avec une autre rangée de cinq os longs, assez semblables de forme, constituant le métacarpe ou partie pleine de la main (fig. 93).

Les têtes articulaires de ces métacarpiens sont
très irrégulières et se prêtent à peu de mouvements
ou plutôt à des mouvements fort peu étendus ; il
semble plutôt que le parfait encastrement des têtes
osseuses entre elles ait pour but principal leur solidarité et, par suite, la solidité de la main. A la
face dorsale, ces os sont reliés entre eux, aux os du
carpe et de l'avant-bras, par des ligaments puissants
et fort élastiques qui permettent aux os du poignet
de s'infléchir en forme de voûte concave, au point
de former un quart de cercle ; c'est grâce à cette division des os du carpe en rangées quasi-parallèles,
à la façon des rangées de pierres d'une voûte en
plein cintre, qu'il peut s'incurver ainsi.

La face palmaire met en évidence le second caractère de la main, celui de résistance ou de solidité ; en
effet, alors qu'à la face dorsale les os carpiens forment
une surface à peu près continue, les os latéraux des
deux rangées du côté palmaire présentent des reliefs,
des retours presque à angle droit ; du côté radial,
c'est le tubercule du scaphoïde qui, continué par la
saillie de l'os trapèze et celle du premier métacarpien, forme une sorte de mur latéral ; en face, c'est
le pisiforme et surtout l'apophyse de l'os crochu qui
constituent un second mur ; c'est entre ces deux lignes

de saillies osseuses, limitant une sorte de fossé, que sont logés tous les vaisseaux et nerfs qui, du bras, viennent nourrir, irriguer et innerver cet outil si complexe et si admirable, la main (fig. 94).

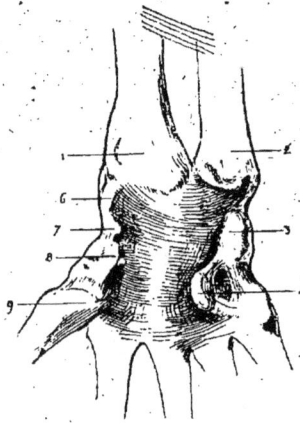

Fig. 94
Fossé carpien

1. Radius.
2. Cubitus
3. Os pisiforme.
4. Os crochu.
6. 7. Tubercule du scaphoïde.
8. Os trapèze.
9. Premier métacarpien.

Instinctivement, en cas de chute, l'homme cherche à parer le choc avec les mains, et c'est toujours sur la face palmaire que la chute se fait ; la compression est donc immédiatement transmise aux os du carpe par ces deux murailles osseuses qui garantissent les

organes logés entre elles ; la force du choc se trouve
subdivisée, décomposée par les résistances mutuelles
et réactionnelles que tous ces os exercent les uns
sur les autres ; de sorte que le choc brutal, unique
se trouve ainsi transformé et amorti en une série
d'ébranlements contigus et de petite amplitude. Que
le carpe soit au contraire formé d'un seul os, et le
poignet ne présente plus la flexibilité suffisante, et
sa résistance à la rupture est bien moins grande.

III. — De la main.

Pour saisir un objet avec une pince, il faut d'abord
lui faire la place nécessaire, puis rétrécir cette place
jusqu'au contact de l'objet ou plus simplement ouvrir la pince et la fermer ensuite. L'ouverture ou
l'extension de la pince peut se faire en agissant sur
un seul levier, généralement assez long ; mais la
préhension de l'objet ne peut être obtenue qu'au
moyen de leviers successifs, très courts, susceptibles de se replier, pour ainsi dire, sur eux-mêmes
de manière à entourer l'objet à saisir. Aussi allons-
nous voir tous les leviers de la main se subdiviser,
acquérir une grande amplitude de mouvement dans

la flexion, diminuer de grandeur et former des séries ou rangées parallèles capables de s'infléchir l'une sur l'autre.

La première rangée est celle des métacarpiens solidarisés entre eux par des muscles : ils constituent la main proprement dite ou plutôt sa partie pleine. Nous avons déjà vu que les os du métacarpe sont encastrés entre ceux du carpe et n'ont que de très faibles mouvements de latéralité ; ceux de flexion sont plus considérables, bien que l'on puisse dire que le métacarpe ne se fléchit pas sans le carpe de sorte que la véritable articulation totale de la main est celle du carpe avec l'avant-bras et non celle du métacarpe avec le carpe.

Les têtes antérieures ou inférieures des métacarpiens représentent un segment de sphéroïde qui s'articule avec l'extrémité supérieure des phalanges ; celle-ci est terminée par une cavité glénoïde, sphéroïdale aussi mais de dimension beaucoup plus petite que celle de la tête métacarpienne dont la surface articulaire est beaucoup plus développée d'arrière en avant et en dedans, de manière à permettre une flexion étendue des phalanges sur les métacarpiens, flexion qui atteint 90 degrés. Quant aux mouvements de latéralité ils sont beaucoup moins étendus que

ceux de flexion, car la tête du métacarpien est en
quelque sorte aplatie ou taillée sur les côtés. ce qui
diminue beaucoup la surface articulaire possible
dans le sens latéro-transverse ; chaque doigt séparément peut bien prendre une position légèrement
oblique en dehors par rapport à son métacarpien.
mais non en dedans ; de plus la totalité des doigts
pris d'ensemble n'a qu'un mouvement latéral très
faible en dehors, nul en dedans ; l'obliquité de la
main est donc due tout entière à l'articulation radio-carpienne.

Les articulations des phalanges entre elles nous
présentent le type parfait des articulations à poulies
qui ne permettent que des mouvements dans le plan
perpendiculaire à l'axe de la poulie. En effet sur les
faces inférieures des première et deuxième phalanges on trouve une gorge de poulie limitée nettement
par deux bords formant condyle, et en regard, les
faces supérieures de la seconde et de la troisième
phalange offrent une arête médiane. mousse. épousant la gorge de la poulie correspondante et deux
gouttières latérales recevant les bords de la poulie ;
chaque phalange s'infléchit à 90° sur la précédente
de sorte que les métacarpiens forment avec les phalanges quatre rangées parallèles capables de se cou-

der l'une sur l'autre à angle droit et peuvent constituer un carré fermé, c'est-à-dire une ligne polygonale
susceptible d'être circonscrite à une circonférence,
autrement dit de faire le tour d'un objet, de l'enve-
lopper, de la saisir (fig. 95). On pourrait remarquer
que si l'on tient compte de la flexion du poignet sur
l'avant-bras, on aurait ainsi cinq segments tous inflé-
chis à angle droit les uns sur les autres : l'avant-

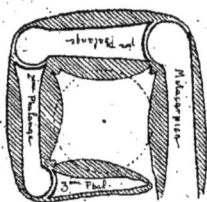

Fig. 95.

Flexion des phalanges sur le métacarpien.

bras, le métacarpien, et les trois phalanges; mais,
pratiquement, on ne peut réaliser, en même temps,
la flexion des quatre derniers segments, soit parce
que les fléchisseurs ont atteint déjà leur limite de
contraction et ne peuvent plus fléchir les dernières
phalanges ou plutôt parce que les extenseurs, dis-
tendus par la flexion simultanée des phalanges, ont
déjà atteint leur limite d'extension ou d'élasticité.

D'ailleurs, bien que nous puissions ainsi réaliser l'embrassement d'un objet avec les quatre doigts extérieurs, un cinquième, le pouce, vient admirablement compléter, fermer le cercle commencé par ceux-là, grâce à son insertion particulière sur le carpe et à l'indépendance de son métacarpien. Aussi doit-on étudier le pouce à part des autres doigts, au point de vue fonctionnel.

Le métacarpien du pouce ne s'insère pas sur la même ligne ni dans le même plan que les quatre autres métacarpiens, mais en dehors et en dessous de ce plan et dans une direction oblique à ceux-ci. Il s'articule avec l'os le plus en dehors du carpe, avec le trapèze, et sur la face externe de cet os. Sa surface articulaire est celle que représente la face interne d'un segment d'anneau ou de tore, s'emboîtant dans une gouttière courbe du même genre; il en résulte pour lui la possibilité d'un mouvement de bas en haut ou inversement et d'un mouvement de latéralité tous deux assez étendus pour que combinés avec les mouvements des phalanges, le pouce puisse décrire un mouvement complet de circumduction; l'articulation des phalanges présente les mêmes caractères qu'aux autres doigts et ne permet qu'un mouvement de flexion perpendiculaire à l'axe de la poulie.

La caractéristique mécanique du pouce est la possibilité pour lui de s'opposer successivement à tous les autres doigts et de former ainsi : 1° avec la main une pince puissante capable de serrer fortement un objet ; 2° avec chaque doigt séparément et spéciale-

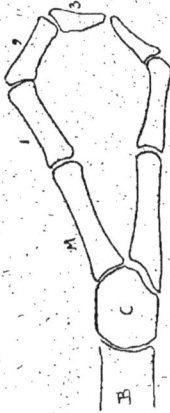 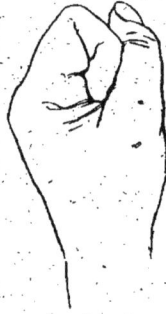 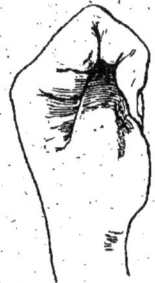

Fig. 96.   Fig. 97.   Fig. 98.

Opposition du pouce à   Poing fermé   Poing fermé
l'index.

1. 2. 3. Phalanges de l'index.   pouce en dehors.   pouce en dedans
   B. Bras.
   C. Carpe.
   M. Métacarpien.

ment avec l'index une pince délicate, fine et sensible susceptible de saisir des objets très petits. Le pouce constitue toujours celle des deux branches de la pince qui est la plus indépendante et la plus active, sinon la plus forte. Pour obtenir cette transformation de la main en pince, le métacarpien du pouce s'incline d'abord obliquement au-dessous du plan de la main et s'écarte ensuite de l'index, puis les deux branches de la pince se rapprochent et fléchissent leurs différents segments de manière à former ensemble, avec l'intervalle musculaire, de l'index au pouce, un hexagone fermé, capable d'enserrer exactement un objet carré ou cylindrique de moyennes dimensions ; le pouce peut être lui-même cet objet : par exemple, lorsque sa première phalange, s'inclinant à angle droit sur son métacarpien, le pouce vient se placer en dedans de la main, perpendiculairement aux phalanges des autres doigts qui, en fléchissant, l'entourent complètement (fig. 96, 97, 98).

L'indépendance du pouce montre que son système musculaire est indépendant de celui des autres doigts et qu'il a ses muscles propres.

IV. — Muscles de l'avant-bras et de la main.

Quant aux muscles de l'avant-bras et de la main, il convient, comme nous l'avons déjà fait pour le bras, de les séparer en deux classes fonctionnelles :

1° les extenseurs ; 2° les fléchisseurs. Cependant, il faut distinguer encore entre les extenseurs ou fléchisseurs directs et les extenseurs ou fléchisseurs obliques. Les premiers déterminent un pur mouvement de flexion ou d'extension ; les autres un mouvement analogue mais compliqué de rotation en dedans ou en dehors, ou d'adduction et d'abduction, c'est-à-dire de rapprochement ou d'éloignement.

Les fléchisseurs de la main sur l'avant-bras sont le muscle grand palmaire ou radial interne et le muscle cubital antérieur ; entre eux deux, un faisceau presque indépendant, le palmaire grêle. Tous trois s'insèrent en haut sur l'épitrochlée jusqu'à l'olécrane dans l'ordre suivant : grand palmaire, palmaire grêle et cubital ; en bas, dans le même ordre, les insertions mobiles sont situées sur les métacarpiens de l'index et du médius pour le grand palmaire, à l'os pisiforme au-dessous du cubitus pour le cubital et entre les deux, pour le petit palmaire. Cette dernière insertion ne se fait pas sur un os, mais sur une aponévrose d'union et de contention pour les muscles de l'avant-bras : cette aponévrose, décrite sous le nom de ligament annulaire du carpe, s'épanouit aussi sur la face palmaire ou interne de la main : au poignet, elle constitue un bracelet résistant qui

maintient énergiquement les tendons des muscles
fléchisseurs dans leurs gaînes, en leur fournissant
en même temps comme une poulie de renvoi. Il est
évident que le muscle fléchisseur en se contractant,
tend à rectifier ses fibres suivant le plus court chemin entre ses deux insertions et que, si le tendon
est libre, il s'élèvera ou s'écartera d'autant plus de

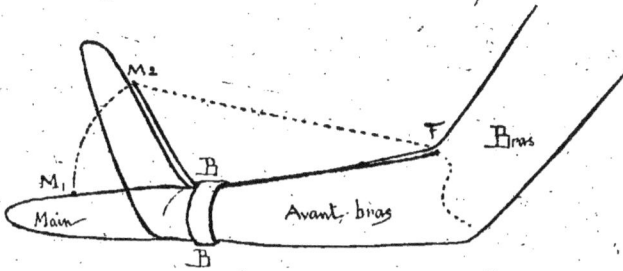

Fig. 99.

Ligament annulaire du carpe servant de poulie de renvoi. — Son rôle.

M₁. B. F. Position d'un muscle dans la main étendue.
M₂. B. F.   ---   --   fléchie.
M₂. F.   Position de ce muscle s'il n'y a pas de bracelet B B.

sa position primitive que la contraction sera plus
grande ou que le bras de levier fléchi sera plus
long ; il y aurait ainsi une grande différence de volume au poignet selon que la main serait étendue
ou fléchie sur l'avant-bras ; cette augmentation de
volume ne pourrait se produire sans tiraillements
dangereux pour les vaisseaux et les nerfs de cette
région et pour les tissus qui les unissent, malgré la
souplesse de ces tissus conjonctifs (fig. 99).

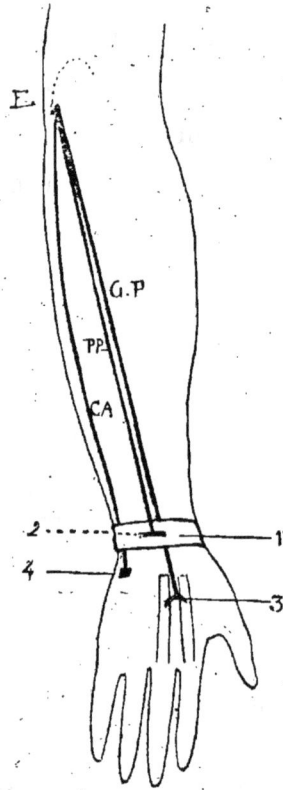

Fig. 100.

Avant-bras, face interne. — Muscles fléchisseurs de la main gauche.

E. Epitrochlée et olécrane derrière en pointillé; insertions fixes du grand palmaire
   G. P, du petit palmaire P. P et du cubital
   antérieur C. A.
1. Ligament annulaire du carpe.
2. Insertion du petit palmaire P. P.
3. Insertion du grand palmaire G. P.
4. Insertion du cubital C. A.

D'ailleurs, la présence de ce bracelet est si nécessaire que beaucoup d'individus se livrant à des exercices ou à des manœuvres de force, comme les lutteurs par exemple, ont le soin de s'entourer le poignet d'un bracelet de cuir dur lacé qui les protège à la fois contre les pressions extérieures et contre la tension intérieure des fléchisseurs qu'ils contractent au maximum pour étreindre leur adversaire.

C'est donc sur ce bracelet que le petit palmaire vient, par un tendon long et aplati, insérer ses fibres qui se prolongent sur l'aponévrose palmaire (fig. 100).

Au-dessous de ces fléchisseurs de la main, on trouve les fléchisseurs superficiel et profond des doigts et les fléchisseurs propres du pouce et du petit doigt.

Le fléchisseur superficiel des doigts est formé de deux faisceaux bien distincts, mais réunis vers leur milieu par un pont oblique musculo-aponévrotique.

Le faisceau interne s'attache en haut à l'épitrochlée, l'externe à l'apophyse coronoïde du cubitus et plus bas, par une aponévrose oblique sur le radius ; on pourrait presque les désigner sous le nom de faisceau cubital et de faisceau radial du fléchisseur commun superficiel des doigts : un peu au-dessus de

18

leur pont de jonction, chaque faisceau se décompose

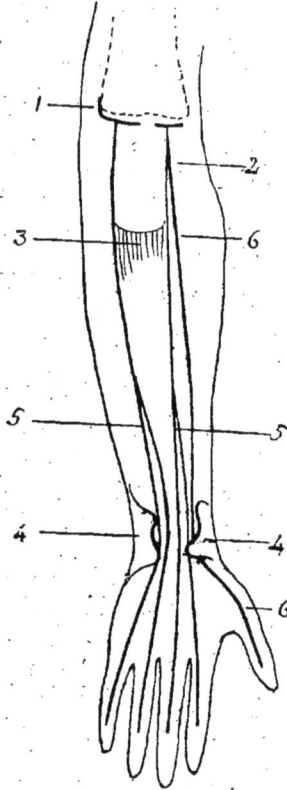

Fig. 101.

Fléchisseur superficiel commun des doigts

1. Insertion cubitale et humérale du faisceau interne.
2. Insertion radiale du faisceau externe.
3. Pont de jonction aponévrotique.
4. Bords osseux de la gouttière du carpe.
5. Dédoublemeut de chaque faisceau en deux tendons.
6. Fléchisseur propre du pouce.

et donne naissance à deux tendons; les quatre tendons passent sous le ligament annulaire du carpe,

dans la gouttière ou fosse palmaire et vont en divergeant s'insérer sur les bords des secondes phalanges, en fournissant une gaîne cylindrique pour
laisser glisser le tendon du fléchisseur profond.

Le fléchisseur commun superficiel, en se contractant, fléchit les deuxièmes phalanges sur les premières et les premières sur les métacarpiens et
ensuite fléchit un peu la main sur l'avant-bras
(fig. 101).

Le fléchisseur profond s'attache en haut à l'apophyse coronoïde du cubitus, aux trois quarts supérieurs des faces interne et antérieure, ainsi qu'au
ligament interosseux qui remplit le vide ou l'écartement qui existe entre le cubitus et le radius ; ce ligament, d'ailleurs, constitue le plan de partage
entre les fléchisseurs et les extenseurs. Le corps
charnu du fléchisseur profond, d'abord large et assez
mince, s'épaissit beaucoup plus que le superficiel
commun, puis se subdivise en quatre tendons qui
suivent la même marche que ceux du superficiel et
vont s'insérer sur les troisièmes phalanges en se
glissant dans la gaîne cylindrique que leur offrent
les bandelettes d'insertion du fléchisseur commun
superficiel.

Ce muscle fléchit spécialement les troisièmes

phalanges sur les deuxièmes, puis son action s'ajoute
à celle du précédent (fig. 102).

Les deux doigts extrêmes de la main, le pouce et

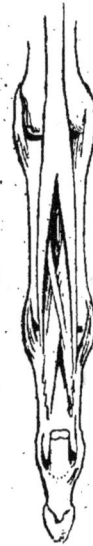

Fig. 102.
Tendons fléchisseurs des doigts
Le tendeur du fléchisseur profond passe dans la gaine que lui offre le fléchisseur
superficiel

le petit doigt, possèdent non seulement des fléchisseurs propres, mais aussi des adducteurs et des abducteurs, c'est-à-dire des muscles d'attraction vers
le milieu de la main et des muscles d'écartement.
Ceux du pouce principalement doivent être étudiés,

car il a réellement un système musculaire propre.

Les deux bords de la gouttière carpo-palmaire sont réunis par un véritable pont musculo-aponévrotique qui fait suite au ligament annulaire du carpe, sur le milieu duquel viennent s'insérer d'une part les muscles du petit doigt et d'autre part les muscles du pouce, de sorte que leurs faisceaux forment une sorte de ∧ renversé, largement ouvert par en bas, du côté des phalanges.

La masse des muscles du pouce forme l'éminence thénar et ceux du petit doigt l'éminence hypothénar.

Comme le mouvement le plus important du pouce est le mouvement d'opposition à tous les doigts, les muscles qui le déterminent sont les plus actifs et les plus utiles à connaître. Ils sont au nombre de trois : l'opposant, le court fléchisseur et l'adducteur du pouce. Tous trois prennent leurs insertions fixes sur la partie médiane de la main, au sommet du V et sur sa branche du même côté ; leurs insertions mobiles sont à la face interne du pouce, sur le métacarpien et la première phalange.

L'opposant et l'adducteur amènent le pouce en dedans et le court fléchisseur agit de même en fléchissant la première phalange sur le métacarpien.

Le fléchisseur de la seconde phalange sur la pre-

mière est beaucoup plus long que le muscle précédent ; il est, en fait, le cinquième faisceau, mais indépendant du fléchisseur superficiel : sa marche est
parallèle à celle des autres faisceaux, à la suite des-

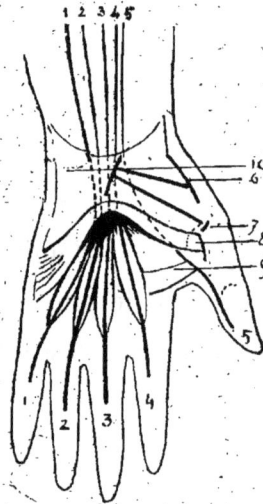

Fig. 103.

Muscles de la face interne de la main

1, 2, 3, 4. Tendons du fléchisseur commun
    5. Tendon du fléchisseur du pouce
    6. Opposant du pouce situé au-dessous de 7
    7. Court abducteur du pouce
    8. Court fléchisseur du pouce
    9. Adducteur du pouce à triple faisceau
  10. Pont du ligament annulaire sous lequel passent les fléchisseurs et
      sur lequel s'insèrent les muscles du pouce et du petit doigt et limi-
      tant un Λ qui est le creux de la main.

quels il s'insère sur le radius en haut, pour venir
accrocher la première phalange du pouce, laquelle
correspond d'ailleurs à la seconde phalange des au-

tres doigts ; il y a donc similitude absolue de position et d'action entre ces deux muscles, tous deux sont des fléchisseurs purs (fig. 103).

D'après ce qui précède, on peut faire cette remarque intéressante que les insertions fixes des fléchisseurs occupent le côté interne du bras et se distribuent sur une zone oblique allant du bord interne de l'olécrane à l'épitrochlée, à l'apophyse coronoïde du cubitus, jusque sur le tiers supérieur de la face interne du radius ; ils suivent tous le trajet du cubitus, ou le franchissent obliquement en dedans ; leur tendance générale est donc, non seulement la flexion, mais aussi la rotation de la main en dedans ou pronation.

Les extenseurs se divisent en deux groupes, tant à cause de leurs insertions différentes que de leur profondeur. Les extenseurs superficiels s'insèrent tous en haut sur l'épicondyle, tandis que les profonds prennent leur origine plus en arrière sur une ligne oblique descendante, allant du radius au cubitus.

Les muscles radiaux externes, au nombre de deux, partent de la tubérosité externe de l'humérus et descendent presque directement s'insérer sur le deuxième et le troisième métacarpien, c'est-à-dire ceux de l'index et du médius ; le premier radial

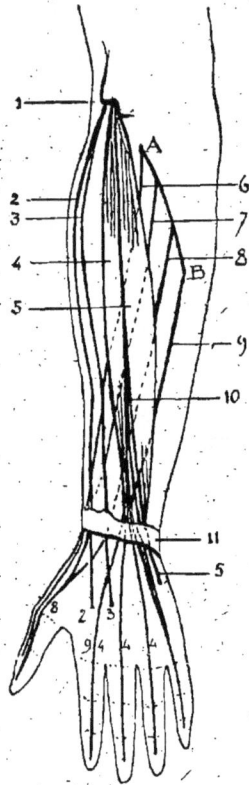

Fig. 104.

Muscles extenseurs de la main

1. Epicondyle : insertion des extenseurs
2. Premier radial externe
3. Deuxième radial externe
4. Extenseur commun superficiel des doigts
5. Cubital postérieur
6. Long abducteur du pouce
7. Court extenseur du pouce
8. Long extenseur du pouce
9. Extenseur propre de l'index
10. Extenseur propre du petit doigt
11. Ligament annulaire postérieur du carpe
A. B. Ligne oblique d'insertion des extenseurs profonds

étend la main sur l'avant-bras avec légère adduction, tandis que le second est un pur extenseur de la main qu'il soulève suivant sa ligne médiane ; à côté d'eux, plus en arrière, part de l'épicondyle un faisceau très important de trois muscles : 1° l'extenseur commun superficiel des doigts ; 2° l'extenseur propre du petit doigt et le cubital postérieur.

De même que le fléchisseur, l'extenseur commun se subdivise dans le bas en quatre tendons qui se distribuent aux quatre derniers doigts de la main en s'insérant sur les trois phalanges ; l'extenseur du petit doigt est un faisceau plus grêle qui se détache du précédent et dessert spécialement l'auriculaire. Ces deux muscles étendent à la fois les doigts sur la main et la main sur l'avant-bras.

Le cubital postérieur se dirige obliquement de l'épicondyle vers la pointe du cubitus où il s'engage dans un canal fibreux pour aller s'insérer sur la tête du cinquième métacarpien ; il peut agir de concert avec les radiaux externes ou avec le cubital antérieur dont l'action est prépondérante, de sorte que, tantôt avec les premiers, il attire la main en arrière et, tantôt avec le dernier, il la ramène directement et fortement en dedans (fig. 104).

Au-dessous des muscles précédents on trouve une

série de quatre muscles qui descendent obliquement
d'une ligne d'insertion allant du radius au cubitus,
vers le pouce et l'index ; les trois premiers ont pour
action : 1° d'écarter le pouce de l'index ; 2° de l'é-
tendre ou mieux d'étendre les deux phalanges sur
le métacarpien ; le quatrième allonge l'index en
l'écartant du pouce ; ces muscles agissent donc pour
ouvrir les deux mors de la pince que referment les
fléchisseurs.

Il nous resterait à parler des muscles lombricaux
qui séparent les métacarpiens à la face palmaire de
la main et des interosseux dorsaux : mais leur rôle
mécanique étant peu important, car leur jeu n'est
jamais indépendant de celui des autres muscles,
extenseurs ou fléchisseurs, nous pouvons ne pas
nous y arrêter davantage.

Pour terminer cette étude mécanique et fonctionnelle du membre supérieur, il convient de résumer
et de montrer l'ensemble des mouvements possibles
au coude, au poignet et à la main, comme nous
l'avons fait pour l'épaule.

Au coude, il n'y a en réalité que deux mouvements
possibles ou mieux un seul en deux phases dis-
tinctes : c'est le mouvement de révolution de l'avant-
bras autour de la poulie humérale : flexion, quand

l'avant-bras, situé préalablement dans le prolongement du bras, fait, avec celui-ci, un angle de plus
en plus aigu, et extension dans le cas contraire ; en
fait, c'est un mouvement oscillant.

Nous ne considérons pas la rotation du radius sur
son axe comme un mouvement du coude ; car elle
ne produit son effet qu'à l'extrémité de l'avant-bras
c'est-à-dire sur le poignet et la main. Aussi cette
dernière jouit d'une somme considérable de mouvements ; elle est au bras ce que le bras est au corps.
En effet, la décomposition du carpe en deux rangées d'éléments osseux, susceptibles de s'articuler
individuellement et en série permet une très grande
souplesse ; le mouvement le plus considérable est
celui de flexion qui amène la main à angle droit sur
la face interne de l'avant-bras ; l'extension, et par
suite la flexion en sens contraire, a moins d'amplitude et ne se produit normalement que jusqu'à l'extension oblique ; car à ce moment la contraction des
extenseurs ne peut surmonter la résistance des fléchisseurs qui ont pour ainsi dire atteint leur limite
d'allongement.

Les mouvements de latéralité sont, dans le poignet, beaucoup moins prononcés qu'ils ne le parais-
sent, bien qu'ils soient plus amples en dehors qu'en

dedans, du côté du petit doigt que du côté du pouce ; il ne saurait en être autrement eu égard à la forme du condyle du poignet qui, au lieu de représenter une surface à simple courbure comme le condyle huméral ou fémoral, est, nous l'avons vu, décomposé en trois condyles emboîtés chacun dans une concavité de même forme ; chacun d'eux ne peut sortir de sa loge et le mouvement de latéralité se trouve ainsi réduit à un balancement, à une oscillation assez étroite : mais les trois os qui forment ce condyle s'articulant entre eux s'inclinent aussi les uns sur les autres et transmettent leur mouvement latéral aux os de la seconde rangée qui à leur tour le transmettent aux métacarpiens qu'ils encastrent plus ou moins ; le mouvement angulaire très réduit au centre articulaire, c'est-à-dire au condyle médian, se trouve ainsi amplifié en raison de la longueur des leviers ou côtés de l'angle auquel il est transmis.

Les muscles qui président aux mouvements de latéralité sont les muscles radiaux externes et les cubitaux antérieur et postérieur qui, en même temps, attirent la main soit en dedans, soit en dehors.

Il en résulte donc que, si l'on fait agir successivement les cubitaux, les fléchisseurs, les radiaux et les extenseurs, la main en totalité décrit un mouvement complet de circumduction, d'ailleurs très facilité et augmenté par l'action des muscles pronateurs et supinateurs. Aussi bien y a-t-il, en plus de ce mouvement de circumduction, un mouvement combiné de révolution conique résultant de la pronation et supination successives du radius par rapport au cubitus.

Enfin, parmi les doigts autres que le pouce, l'index est celui qui, en raison de son articulation métacarpienne, de sa situation externe et de sa musculature plus spéciale, jouit de la plus grande liberté d'allures et d'indépendance de mouvement; il peut aussi prendre un mouvement de circumduction à faible rayon et il constitue ainsi le troisième segment de la tige brachiale susceptible de mouvement conique autour de son axe; le premier est l'humérus ou plutôt le bras, le deuxième est la main ayant pour axe le troisième métacarpien, et le troisième est l'index. Si l'on conçoit que ces trois révolutions peuvent se produire simultanément et que leur durée peut être considérée comme proportionnelle à la longueur des segments qui les engendrent, on reconnaîtra que l'index décrira plusieurs cercles pendant que la main décrira le sien, et que celle-ci à son tour pourra en décrire plusieurs pendant que la bras exécutera sa circumduction, et l'on pourra ainsi se rendre compte que l'index a pour champ d'action toute la surface du cercle servant de base au grand cône décrit par le bras.

En résumé, pendant que celui-ci décrit, avec la tête de l'humérus comme sommet une surface conique à grande ouverture en dehors, la main en décrit une autre plus petite ayant le condyle médian du carpe pour sommet et l'index, à son tour, en trace une nouvelle encore plus petite. Pour se rendre bien compte de la possibilité et de la simultanéité de ces trois mouvements, il suffit de faire tourner le bras assez lentement pour pouvoir suivre la courbe festonnée décrite par la rotation de la main et à la suite par celle de l'index. Nous ne saurions trouver de meilleure comparaison que celle-ci, empruntée à la cosmographie : La main est le satellite du bras et l'index celui de la main, pendant que tous trois décrivent leurs orbites de circumduction, comme la Terre vis-à-vis du Soleil et la Lune vis-à-vis de la Terre.

Il est impossible d'étudier tous les mouvements variés que le bras, la main et les doigts peuvent exécuter, soit ensemble, soit séparément; mais il est évident que tout l'espace compris entre les positions extrêmes prises par le bras, étendu ou fléchi, constitue le vaste champ opératoire dans lequel la main et les doigts peuvent exercer leur action pour toucher, palper, saisir, refouler ou attirer.

Merveilleux outil mécanique que celui qui se prête à une telle variété, à une telle souplesse de mouvements, sans le moindre à-coup, sans le moindre dérangement dans la coordination des efforts produits et des forces dépensées!

CHAPITRE XI

DU BASSIN

I. — Forme et contours du bassin.

La ceinture osseuse qui complète et délimite inférieurement le tronc du corps humain est continue,
formée de trois os juxtaposés : le sacrum en arrière,
base de l'axe rachidien, les os iliaques latéralement
et en avant. Anatomiquement, on distingue dans l'os
iliaque trois régions : en haut, l'os de la hanche, en

bas et en avant, le pubis, en bas et latéralement, l'ischion. Les deux iliaques, séparés en arrière par le sacrum, sont en contact par leur branche pubienne et le point de contact s'appelle la symphyse pubienne. Cet ensemble constitue le bassin qui, extérieurement, a la forme d'un tronc de cône renversé, coupé très obliquement en avant, la grande base ouverte en haut et la petite base directement en bas.

Si, par la pensée, on trace une ligne continue passant derrière le corps de la dernière vertèbre lombaire, par les apophyses transverses et la crête iliaque qui les prolonge, rejoignant par une courbe l'épine des pubis en avant, on obtient assez exactement le contour d'une ellipse; le contour de la petite base est moins net et moins continu, mais en réunissant ses points réels, on obtient une courbe à peu près circulaire passant par la pointe terminale sacro-coccygienne en arrière, le bord inférieur des ischions latéralement, et celui des pubis en avant. On pourrait aussi considérer le bassin comme formé par une sorte d'entonnoir largement échancré en avant, surmontant une portion d'anneau creux, de sorte que les diamètres antéro-postérieurs de l'entonnoir et des sections circulaires de l'anneau con-

19

vergent au même point O, situé en avant de la symphyse pubienne (fig. 105).

Cette forme est plus apparente en dedans, et le bassin se subdivise nettement en deux parties :

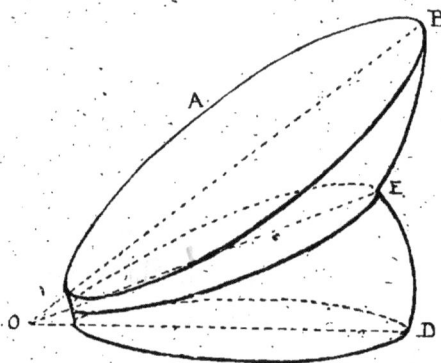

Fig. 105.

Bassin schématique

O A B E.   Entonnoir supérieur
O E D.   Portion d'anneau creux soudé à l'entonnoir
O.   Point de concours des diamètres OB, OE, OD.

1° L'entonnoir, ou bassin supérieur, grand bassin ;

2° La portion d'anneau creux située au-dessous de l'entonnoir et constituant le petit bassin (fig. 106).

Ces deux parties sont délimitées par une sorte de ligne de soudure ayant la forme d'une courbe gauche, suivant le contour inférieur de la dernière vertèbre lombaire, la ligne saillante intérieure des os iliaques et le bord supérieur du pubis. Quand nous parlons de ligne de soudure apparente, nous ne voulons pas dire que le bassin supérieur et le bassin

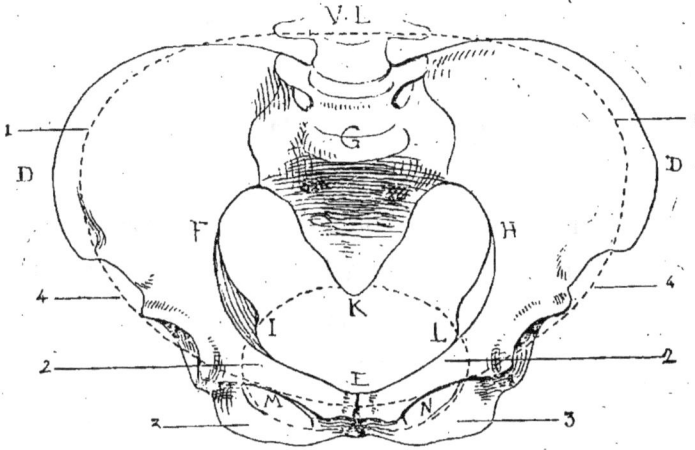

Fig. 106.

Bassin. Vue intérieure

1-1   Os iliaque
2-2   Branches pubiennes
3-3   Ischions
4-4   Ligne pointillée complétant l'ellipse en raccordant le bord interne des iliaques avec les pubis
E F G H   Détroit supérieur ; crête auriculo-pubienne séparant le grand et le petit bassin
I K L M N   Détroit inférieur ou base du segment d'anneau qui fait suite au grand bassin à forme d'entonnoir
E   Symphyse pubienne

inférieur sont soudés sur cette ligne, ce qui n'est pas conforme à ce que l'on sait de la formation et du développement des os du bassin, mais nous n'envisageons ici que l'ensemble architectural et sa forme mécanique.

Cette ligne de jonction ou de démarcation entre les deux bassins, très nette, est désignée en anatomie sous le nom de détroit supérieur, tandis que la courbe limitée par la pointe du coccyx, la base des ischions et les branches inférieures des pubis en est le détroit inférieur.

Le sacrum a grossièrement la forme d'une pyramide quadrangulaire à sommet inférieur ou mieux d'un coin pointu recourbé en avant, la base en haut et la pointe en bas. Sur la base du sacrum, presque horizontale, repose toute la colonne vertébrale qui, supportant toute la charge du tronc, tend nécessairement, en vertu des lois de la pesanteur, à faire descendre le sacrum vers le sol; mais celui-ci est enserré entre les deux os iliaques, lesquels s'opposent absolument à sa descente par le mécanisme que nous allons exposer, après avoir rappelé la forme générale des pièces osseuses du bassin et des os de la cuisse qui le supportent.

II. — Os iliaque. — Description et rôle mécanique.

Sans vouloir décrire en détail cet os si compliqué et de forme si bizarre en apparence, bien au contraire, nous remarquerons d'abord que, placé dans la position naturelle qu'il occupe sur le vivant, il représente un **S**, ou mieux un maillon de chaîne en huit, incurvé en dedans et légèrement oblique en avant, ayant pour branche montante la crête intérieure qui sépare les deux bassins. A l'extrémité antérieure de cette ligne de démarcation, se trouve la facette articulaire du pubis, tandis qu'à l'extrémité supérieure et postérieure est située la facette articulaire de l'os iliaque avec le sacrum.

Cette crête osseuse, qui forme le détroit supérieur du bassin, est la partie la plus importante de l'os iliaque comme rôle mécanique, elle en est la raison principale et les autres parties ne sont guère qu'accessoires.

Extérieurement elle n'est pas visible, mais on constate que vers son milieu et un peu au-dessous d'elle est creusée la cavité cotyloïde destinée à recevoir la tête articulaire du fémur. Nous savons déjà que la résultante du centre de gravité du corps tombe directement sur l'axe horizontal qui réunit les centres articulaires des têtes fémorales, de sorte que, le poids du corps se distribuant également sur chaque côté du bassin, chaque tête fémorale supporte la moitié du corps; mais on sait aussi qu'en

mécanique toute action de la pesanteur provoque
une réaction égale et de sens contraire de la part du
corps sur lequel elle exerce sa pression, il en résulte
que les têtes fémorales à leur tour exercent sur les
os iliaques une poussée équivalente au poids qu'elles
supportent. Cette poussée a son point d'application
un peu au-dessus du centre de la cavité cotyloïde de
l'os iliaque, c'est-à-dire exactement sur le trajet et
vers le milieu de la crête de démarcation des deux
bassins, là où elle offre une très grande résistance;
aussi le fond de la cavité qui ne subit qu'une pression très faible de la part du fémur, peut sans inconvénient être aminci, au point qu'on puisse voir
clair au travers. Le couple des os iliaques représente
donc en réalité une pince à branches courbes, arc-
boutées en avant l'une sur l'autre, à la symphyse
pubienne qui est leur charnière articulaire, et tendant toutes deux, sous la pression ascendante des
têtes fémorales, à rapprocher l'un de l'autre leur
mors antérieur, c'est-à-dire les facettes articulaires
rugueuses que l'on décrit en anatomie sous le nom
de facettes auriculaires des os iliaques, à cause de
leur ressemblance grossière avec la forme ou le contour du pavillon de l'oreille. C'est entre ces deux
facettes, entre ces deux mors de la pince iliaque que

se trouve enserré le sacrum, cet os en coin sur lequel repose la colonne vertébrale. Ces facettes sont

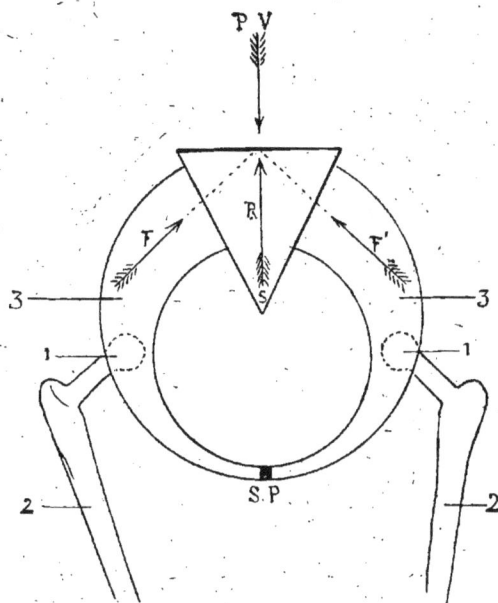

Fig. 107.
Statique du bassin.

1-1 Tête fémorale.
2-2 Fémur.
3-3 Os iliaque.
S Sacrum enserré entre les deux mors de la pince iliaque.
C. C. Point d'application du poids du corps au sommet de la tête fé-
        morale.
F, F' Pressions fémorales composant la résultante R et détruisant la
        pression P V de la colonne vertébrale.
S. P. Symphyse pubienne ou point articulaire des deux branches de
        la pince iliaque.

inclinées sur la direction générale de la crête auriculo-pubienne de manière à présenter un plan
perpendiculaire à la poussée des fémurs dont elles

reçoivent toute la puissance, pour soulever ou plutôt
maintenir en place le sacrum qui tend à descendre
sous la pression de la colonne vertébrale (fig. 107).

La facette auriculaire est plane ou presque plane,
mais rugueuse ; la partie de l'os qui domine et sur-
plombe cette facette est la tubérosité iliaque ; plus
ou moins convexe, bosselée, elle donne attache aux
ligaments puissants qui, en arrière, réunissent le
sacrum à l'os de la hanche.

La facette articulaire pubienne, dirigée de haut
en bas et d'avant en arrière est large, ovalaire, rugueuse, mais garnie d'un cartilage creux, d'un tampon élastique formant ressort comme les disques
intervertébraux ; elle est un peu plus longue chez
l'homme que chez la femme où il faut plus de souplesse et par conséquent moins de surface de contact ou d'adhérence ; son grand axe varie de 3 centimètres à 3 centimètres et demi et le petit de 12 à
14 millimètres. Les deux facettes, réunies énergiquement par le disque intercalaire, constituent ce
qu'on appelle la symphyse pubienne.

On voit que les articulations pubiennes et ilio-
sacrées ne présentent pas du tout les caractères
des autres articulations ; il n'y a pas ici de surfaces
articulaires recouvertes d'un cartilage parfaitement

uni et lisse, permettant des mouvements de glissement ou de roulement. La raison en est dans le caractère, dans le rôle du bassin, qui constitue en fait un véritable entonnoir destiné à contenir et à supporter des organes pesants et insuffisamment soutenus par leurs ligaments d'attache.

Il est évident que les diverses pièces qui composent cet entonnoir doivent être assez intimement soudées, reliées les unes aux autres pour former un tout solidaire, capable de contenir les organes abdominaux et de supporter tout le poids du tronc. On pourrait dire que le bassin construit d'une seule pièce serait plus solide et répondrait beaucoup mieux à son rôle; nous répondrons plus loin à cette critique supposée, quand nous aurons montré le caractère particulier de ces deux articulations et de leurs surfaces articulaires.

La juxtaposition et l'adhérence de l'os iliaque au sacrum sont considérablement augmentées par la nature des cartilages qui revêtent les surfaces en contact. Sur l'os iliaque, le cartilage est épais d'environ 1 millimètre et sur le sacrum d'environ moitié; mais ce cartilage présente un aspect granuleux très prononcé; c'est un cartilage fibreux, continuant l'os lui-même par des prolongements dont les nombreuses anastomoses, en se reliant, forment des sortes de petites voûtes, remplies par des cellules de cartilage, très volumineuses, qui renferment elles-mêmes de 10 à 30 cellules secondaires et même davantage; en fait, on se trouve en présence d'un cartilage plein de cellules embryonnaires, destinées à permettre le développement du bassin, en remplissant l'intervalle laissé vide par l'écartement des pièces osseuses. Cet agrandissement du bassin ne se fait pas ou très peu par l'intermédiaire du sacrum; celui-ci n'est pas la pièce proliférante et ne subit pas de changements dans ses proportions aussi tardivement que l'os iliaque qui, chez la femme, reste longtemps en évolution avec des alternatives de croissance et de décroissance.

III. — Symphyse pubienne.

A la symphyse pubienne, la disposition est différente; nous avons déjà dit que les deux pubis formaient en s'adossant, en s'arc-boutant l'un sur l'autre le sommet articulaire de l'étau ilio-pubien.

Cette articulation doit donc présenter à la fois un
grand caractère de solidité et un certain degré de
résistance élastique pour supporter sans danger de
fracture ou d'écrasement les différences de pression
qui, à tout instant, peuvent lui être appliquées.

Dans la station debout, au repos, les deux fémurs
supportant une égale pression, équivalente au demi-
poids du corps, transmettent aux os iliaques une
réaction équivalente ; les deux branches de l'étau
sont également actionnées, resserrées ; mais il n'en
est plus de même dans la marche et la course, où le
poids du corps pèse alternativement sur l'une ou
l'autre tête fémorale et par suite sur l'une ou l'autre
branche iliaque. Il est donc nécessaire que ces
chocs alternatifs puissent se transmettre sans danger
aux pièces osseuses *passives* qui les reçoivent : aussi
nous constatons que là où le choc exerce en définitive son action, c'est-à-dire au point de contact des
deux branches pubiennes, on trouve un coussinet,
un disque ovalaire cartilagineux presque évidé à son
centre et produisant exactement le même effet qu'un
ovoïde de caoutchouc, se déprimant sous une pression momentanée et reprenant ensuite sa forme primitive quand la pression excédente a cessé d'agir
sur lui.

Cet ovoïde cartilagineux a ses deux faces formées de couches concentriques épaisses, intimement soudées aux facettes correspondantes des pubis qui ne s'appliquent l'une sur l'autre que par leur intermédiaire : et encore ce disque ovalaire siège-t-il plus en arrière qu'en avant, de sorte que les deux pubis, en fait, laissent entre eux un espace angulaire libre, à sommet antérieur et inférieur, rempli par le cartilage interpubien. Ce ligament interosseux a une épaisseur moyenne de 3 millimètres ; il forme en même temps un tampon elliptique composé de deux portions très différentes, l'une périphérique, dense et résistante ; l'autre, centrale, molle, creusée d'une cavité plus ou moins régulière. La portion molle est longue d'environ 2 centimètres sur 6 à 8 millimètres de largeur ; chez la femme cette portion molle se développe davantage aux dépens de la portion périphérique ; la cavité est aussi plus grande et cela surtout sous l'influence de la grossesse. Ces modifications nous fixent sur la nature et le rôle de cette articulation qu'on a voulu faire rentrer dans l'une ou l'autre des classes déjà étudiées. Le cartilage interpubien est simplement un tampon élastique très résistant dont les faces externes fixées solidement aux facettes pubiennes des os iliaques réunissent les deux

branches de la pince iliaque ; d'autre part son caractère d'élasticité lui permet de résister aux chocs
et de se laisser dilater sous l'action des forces phy-
siologiques dans l'évolution de la grossesse, de manière à augmenter, en s'écartant davantage, les différents diamètres et par suite la capacité du bassin
inférieur. Des ligaments de moindre importance
achèvent de relier sur toutes leurs faces les deux
branches opposées des pubis.

IV. — Description complémentaire et lignes mécaniques de l'os iliaque.

Pour mieux mettre en évidence son rôle mécanique, nous avons considéré l'os iliaque comme étant
réduit simplement à la crête intérieure sacro-pubienne, il nous reste donc à parler des parties com-
plémentaires de l'os iliaque, développées au-dessus
et au-dessous de cette crête, parties qui, à proprement parler, constituent les parois du bassin et lui
donnent sa forme.

La partie supérieure est une lame osseuse, épaisse
surtout en arrière, elle représente le demi-maillon,

la moitié supérieure du **S** iliaque, plus grande que l'inférieure.

Cette large plaque osseuse est incurvée oblique-

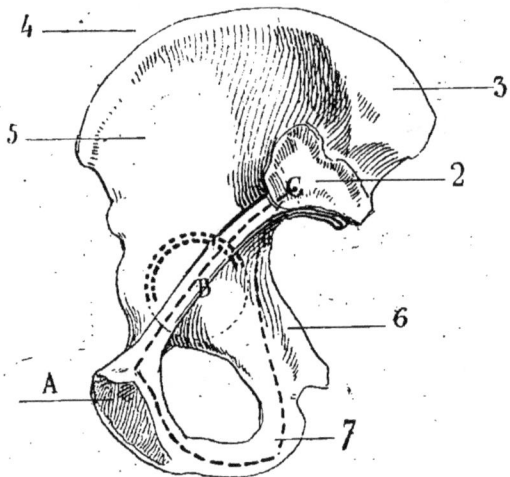

Fig. 108.

Os iliaque. Face interne.

1-A.	Facette pubienne.
B.	Paroi postérieure de la cavité cotyloïde.
2-C.	Facette ilio-sacrée ou auriculaire.
====	Bord supérieur de la cavité supportant toute la pression et siégeant sur la ligne de force A B C.
- - -	Lignes de force.
3.	Tubérosité iliaque.
4.	Crête iliaque.
5.	Fosse iliaque.
6.	Branche montante de l'ischion.
7.	Ischion. Base dans la position-assise.

ment et forme une surface concave gauche inclinée en dedans et en avant tandis que son contour supérieur arrondi dessinant la hanche s'évase et s'écarte en dehors ; la cavité ainsi déterminée entre le haut du sacrum en arrière, le pubis en avant, et l'os iliaque latéralement, constitue la fosse iliaque. Le demi-maillon inférieur est formé par les ischions et la branche descendante du pubis.

Mais alors que la fosse iliaque supérieure est limi-tée par une plaque osseuse pleine qui ne lui permet aucune élasticité, la fosse inférieure ou ischio-pu-bienne est ouverte; car le maillon osseux est ici bien formé, réduit à son contour, très solide, très épais il est vrai, limitant un trou ovalaire, obstrué simple-ment par des ligaments très-puissants, souples, élas-tiques et, quoique fortement tendus, susceptibles de subir à l'occasion une pression ou une poussée in-terne qui augmente la capacité du petit bassin (fig. 108).

Les deux branches du maillon inférieur du huit iliaque ont un rôle mécanique très différent : nous avons déjà détaillé celui de la branche pubienne, il nous reste à étudier celui des ischions. Ce rôle est différent suivant que l'on est dans la station debout assise ou couchée. Les ischions, reliés entre eux, aux côtés du sacrum et du coccyx par des ligaments puissants, achèvent de délimiter une sorte de cavité grossièrement cylindrique qui constitue le petit bas-sin ou l'excavation pelvienne.

Dans la station verticale, la pression du poids du corps ne s'exerce aucunement sur les ischions ; cet effort est transmis par les têtes fémorales sur la crête interne ilio-pubienne ; mais dans la position

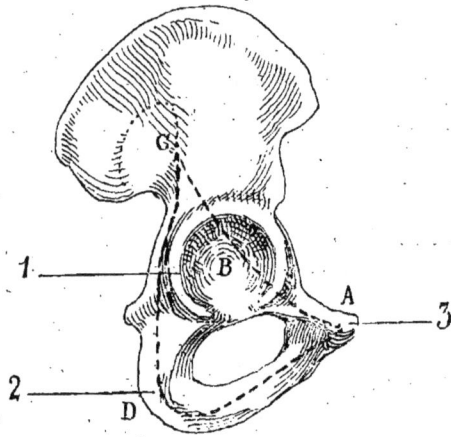

Fig. 109.

Os iliaque. Face externe. Lignes mécaniques.

A B C. Ligne sacro-pubienne passant derrière et par la cavité cotyloïde B.
D C. Ligne montante passant par les points de renforcement. C'est par elle que passe le poids du corps dans la position assise.
1. Bourrelet cotyloïdien.
2. Ischion.
3. Pubis.
- - - - - Contour de la facette auriculaire.

assise, la tête du fémur n'a pour ainsi dire plus rien à supporter, car les tubérosités des ischions sont venues se placer directement au dessous et dans le plan de l'axe vertébral et c'est par elles, par la ligne qui joint leur sommet inférieur que passe la verti-

ticale du centre de gravité du corps : la tubérosité de
l'ischion est en quelque sorte le sommet écrasé d'un
angle ayant pour côté la branche montante de
l'ischion et la branche oblique ischio-pubienne. C'est
suivant ces deux branches que se distribue la pression exercée par le poids du corps sur les ischions :
la plus grande partie est transmise par la branche
montante à la facette auriculaire de l'articulation
ilio-sacrée ; l'autre partie, beaucoup plus faible,
transmise à la facette interpubienne, agit sur le
disque interpubien (fig. 109).

De toutes façons, soit dans la position assise ou
dans la position debout, le poids du corps est décomposé en deux parties égales qui à leur tour se décom-
posent en deux autres parties agissant aux extrémités des os iliaques pour serrer les deux branches de
l'étau ilio-pubien et maintenir en position le sacrum
qu'elles enserrent.

En plus de cette action dynamique, le sacrum est
maintenu en place par des ligaments nombreux et
très puissants allant de l'os iliaque au sacrum.

CHAPITRE XII

DU MEMBRE INFÉRIEUR

I. — Description du fémur. — Son analogie avec l'humérus.

Le fémur est l'os du membre inférieur qui correspond à l'humérus dans le membre supérieur. Les analogies de forme sont considérables et nombreuses. Tous deux sont formés d'un long cylindre plus ou moins régulier, renforcé en certains endroits par des contreforts. L'extrémité supérieure est sphérique, soudée au corps de l'os par une partie plus étroite appelée col, de manière à former avec l'axe général un angle obtus, théoriquement égal à 135°, mais variant de 121° à 144°, d'après de nombreuses mensurations. La grande différence entre les deux os consiste dans la longueur du col, beaucoup plus long dans le fémur que dans l'humérus. L'extrémité inférieure, agrandie transversalement, représente une poulie à gorge, limitée par deux condyles latéraux arrondis et d'inégal diamètre, correspondant à la poulie humérale.

La tête fémorale est presque exactement formée par les trois quarts d'une sphère, implantée sur un fût cylindrique de diamètre moindre; c'est le col qui vient, obliquement et un peu en arrière, se raccorder avec le fût cylindrique du fémur, de manière que l'axe du col forme avec celui du fémur, non seulement un angle d'environ 135°, ouvert en dedans, mais aussi un autre angle plus obtus, plus ouvert en avant. En pratiquant une section suivant les deux axes on retrouvera la même disposition qu'à l'humérus, sauf la différence de longueur du col.

II. — Distribution des forces sur le fémur.

Le poids du corps agit au sommet de la tête fémorale et se décompose en deux parties, l'une

F_1 tangente à la sphère, agissant en haut et en dehors, contre le bord supérieur de la cavité coty-

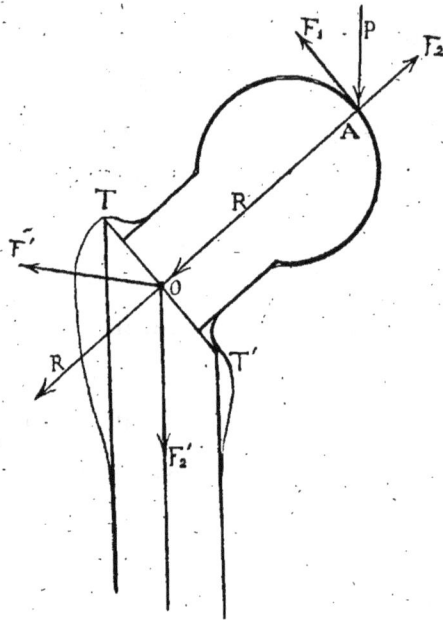

Fig. 110.

P.   Poids du corps décomposé en deux forces F_1, F_2, l'une tangente à la sphère, l'autre perpendiculaire.

R.   Réaction de la force F_2 agissant sur la section TT' du fémur et décomposée à son tour en deux forces F_1' et F_2'.

T, T'   Contreforts du fémur, grand et petit trochanter, resistant aux forces F_1' et F_2'.

loïde, l'autre F_2 est transmise par la crête intérieure jusqu'à la facette auriculaire où elle tombe perpendiculairement sur la facette correspondante du sacrum. La force F_1 tend à faire échapper la tête de la cavité cotyloïde tandis que la force F_2 est égale et de sens contraire à la poussée R transmise par l'os iliaque, tendant à écarter de plus en plus le fémur de la verticale du centre de gravité du corps. La force R, à son tour, tombant sur la section oblique du cylindre fémoral, sous un angle de 135° se décompose en deux autres F_1' et F_2' dirigées, la première en dehors et presque horizontalement et l'autre suivant l'axe du fémur. La première F_1' est neutralisée par la résistance du grand trochanter qui fait contrefort. Quant à la seconde F_2', elle représente la quantité de poids transmis par le tronc au fémur et par suite à l'articulation du genou (fig. 110).

On a une preuve matérielle de cette distribution des forces par ce fait souvent constaté que dans les fractures du fémur, le fragment du col s'enfonce comme un coin entre les deux trochanters et beaucoup plus près du petit que du grand.

III. — Tête du fémur et cavité cotyloïde.

La tête du fémur est recouverte, sauf en un point, par un cartilage articulaire, poli, plus épais au sommet et à la périphérie ; ce point se trouve à peu près au niveau du tiers inférieur. En cet endroit, la tête fémorale est creusée d'une dépression circulaire donnant insertion à un ligament intra-articulaire qui, d'autre part, s'insère au fond et dans le bas de la cavité cotyloïde de l'os iliaque. Cette cavité, comme nous l'avons vu, se trouve au point d'inter- section de la branche montante de l'ischion et de la branche horizontale du pubis, c'est-à-dire sur la ligne courbe auriculo-pubienne. Nous devons consi- dérer la cavité cotyloïde à l'état frais, pour mieux nous rendre compte de son rôle. Dans cet état, elle représente plus qu'une demi-sphère, formée tout d'abord par la cavité creusée dans l'os iliaque et complétée par un bourrelet cartilagineux circulaire qu'on appelle le sourcil cotyloïdien. Ce bourrelet, dont la coupe verticale est triangulaire, continue la couche cartilagineuse qui tapisse la cavité cotyloïde, sauf au point d'insertion du ligament intraarticu- laire, c'est-à-dire dans la portion médiane de la demi-cavité inférieure.

Ainsi agrandie par le bourrelet fibro-cartilagineux, la cavité cotyloïde représente environ les deux tiers d'une sphère, de sorte que la section plane, rasant ce bourrelet, découpe une circonférence moins grande que le grand cercle de la sphère incluse. Il en résulte que la tête du fémur ne peut normalement, ni sans déchirure, sortir de la cavité cotyloïde. Le diamètre de cette dernière varie, chez l'homme, de 48 à 60 millimètres, et chez la femme de 40 à 50 millimètres. Quant à sa profondeur, on l'a trouvée comprise entre 26 et 33 millimètres. Cette dernière mesure montre que la profondeur est supérieure au rayon de la sphère, lequel varie entre 24 et 30 millimètres : donc, dans tous les cas, le contour du bourrelet passe au moins à 2 millimètres plus bas que le centre de la sphère fémorale ; par conséquent, le cercle qu'il forme est plus étroit que le cercle équatorial de la sphère.

En tant qu'articulation, il faut comprendre non seulement l'os iliaque et la tête fémorale, mais encore le col et les deux trochanters, le grand particulièrement ; car, en fait, tout mouvement de la tête est transmis au col et par suite au grand trochanter dont les déplacements servent en quelque sorte d'indicateurs de ces mouvements. Toutefois il ne faut pas conclure que la tête du fémur est directement placée en avant du grand trochanter ; nous avons déjà dit que les deux branches du levier coudé, que représente le fémur, ne sont pas exactement dans le même plan et que la courte branche,

qui est le col, forme avec la longue branche un angle
antérieur très obtus.

IV. — Union de la tête fémorale et de la cavité cotyloïde.

Le rôle mécanique de l'articulation coxo-fémorale
nous renseigne immédiatement sur le moyen de
consolidation qu'elle comporte ou qu'elle nécessite.
Sur tout le pourtour du bourrelet cotyloïdien s'insère une capsule fibreuse très solide, très épaisse
surtout en haut, plus mince en avant et en bas où
elle présente même quelques petits interstices angulaires : elle vient s'attacher en avant jusqu'au grand
trochanter, passe au-dessus du petit, et revient en
arrière par une ligne courbe se raccorder au tubercule trochantérien ; la capsule s'avance beaucoup
plus en arrière qu'en avant ; d'autre part elle se replie sur elle-même, enfermant à son intérieur la
synoviale articulaire. En bas et en arrière son épaisseur est de 2 à 3 millimètres, en avant de 5 à 6, en
haut de 8 à 10 millimètres. De plus elle se trouve
renforcée par les aponévroses et les tendons de plu-

sieurs muscles avec lesquels elle est en contact : psoas-iliaque et pectiné en avant. Bien qu'elle conprenne des fibres circulaires et obliques elle est essentiellement formée de fibres longitudinales, très visibles surtout en avant, où elles s'étalent en un éventail dont le sommet, très épais, s'insère entre l'épine iliaque antérieure et le sourcil cotyloïdien et dont la périphérie s'attache depuis le tubercule du grand trochanter jusqu'au petit trochanter en dedans ; le faisceau le plus interne, connu sous le nom de *ligament de Bertin* descend presque verticalement de l'épine iliaque à la fossette du petit trochanter et forme en avant une bride puissante.

De cet ensemble de dispositions, il résulte que la tête fémorale reste constamment et entièrement en contact avec le fond de la cavité cotyloïde car les deux surfaces concave et convexe s'épousent intimement et cela aussi grâce au peloton adipeux qui adhère au ligament intra-articulaire et à sa cavité d'insertion. Ce dernier ligament a la forme d'un cordon aplati étroit et plus épais à son insertion fémorale, d'une longueur de 25 à 30 millimètres. On a beaucoup discuté sur le rôle de ce ligament : les uns n'y ont vu qu'un ligament d'arrêt, les autres, comme Sappey, y ont vu seulement un ligament destiné à protéger les vaisseaux nourriciers de la tête fémorale ; il est à la fois l'un et l'autre, comme

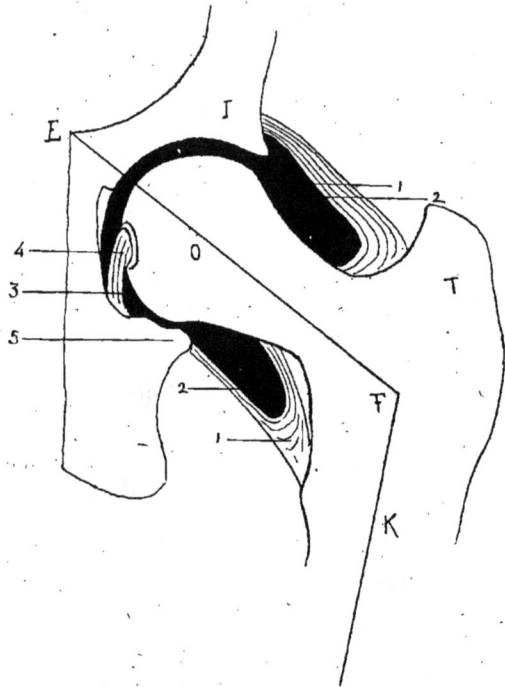

Fig. 111.

Coupe de l'articulation coxo-fémorale passant par le milieu du grand trochanter

1-1	Capsule articulaire
2-2	Synoviale
3-4	Ligament rond
5	Bord inférieur du sourcil cotyloïdien
EOF	Axe du col
FK	Axe du fémur
I	Coupe de l'os iliaque et du bourrelet ou sourcil cotyloïdien
T	Coupe du grand trochanter

le dit Tillaux, mais toutefois ce rôle est réduit, car le ligament n'est pas assez puissant pour empêcher

à lui seul le poids du corps de faire sortir la tête
fémorale de la cavité cotyloïde; d'ailleurs, il ne peut
être ligament d'arrêt qu'à condition de pouvoir se
tendre, ce qui lui est impossible en raison du contact des surfaces articulaires; de plus, nous savons
que le point où la pression s'exerce, se trouve en
haut de la tête fémorale, c'est-à-dire au-dessus de
l'insertion ligamenteuse et directement sur l'arc de
la ligne auriculo-pubienne. Nous ne voyons guère
qu'une seule position dans laquelle il puisse utilement jouer ce rôle d'arrêt : c'est lorsque, étendu sur
le dos, on écarte les cuisses fléchies sur l'abdomen;
dans cette position, la tête fémorale tend à faire
hernie en avant et se trouve ramenée vers le fond
de la cavité par le ligament intra-articulaire; il en
est de même pour toute position qui écarte les deux
jambes, ensemble ou séparément, en dehors. Pour
donner une idée approximative de cette articulation,
nous avons emprunté à l'ouvrage du professeur Tillaux la figure précédente (fig. 111).

V. — Mouvements du fémur sur le bassin.

Le fémur exécute sur le bassin des mouvements
de flexion et d'extension, d'adduction et d'abduc-

tion, de circumduction et de rotation; or, pendant
la durée de ces mouvements, la tête fémorale reste
en contact parfait avec la cavité cotyloïde; c'est aux
frères Weber qu'on est redevable d'avoir démontré
que la cause de ce contact était la pression atmosphérique; on sait que le poids de l'atmosphère équivaut
à une charge de 1 kil. 33 gr. par centimètre carré
sur la surface des corps; si la pression peut librement s'exercer en tous sens, où de part et d'autre,
elle se fait équilibre à elle-même et le corps peut se
déplacer sans exiger d'autre force que celle représentée par son propre poids; mais quand la pression
atmosphérique ne peut s'exercer que d'un seul côté
du corps, il faut, pour déplacer ce corps, exercer un
effort d'autant plus grand qu'il offre plus de surface;
ainsi, supposons que la paume de la main puisse
exactement s'appliquer sur une surface, de manière
à ne laisser au-dessous d'elle aucune parcelle d'air,
la main dont la surface est d'environ 150 centimètres
carrés subira une pression de près de 200 kilos et on
ne pourra la soulever qu'en développant un effort
supérieur à 200 kilos. En fait, toutes les articulations doivent être considérées comme des cavités
vides d'air et c'est pourquoi elles représentent des
cavités virtuelles, normalement comblées par les

synoviales et leurs franges, de sorte que là où les surfaces articulaires ne sont pas en contact entre elles, elles le sont avec les parois des synoviales, c'est pourquoi les parois des séreuses articulaires glissent l'une sur l'autre en contact continu, sans interposition de liquide. On peut facilement constater l'exactitude de cette assertion : il suffit de faire craquer ses doigts en les tirant ou en dilatant leurs jointures par flexion ; chaque fois que la pression atmosphérique a été vaincue, brusquement il y a eu dépression des parois articulaires et on entend un petit claquement produit par l'accolement instantané de la couche musculeuse sur la tête des phalanges et des métacarpiens. L'effort développé pour obtenir ce résultat dans les petites articulations phalangiennes permet de comprendre celui qu'on devrait exercer pour déterminer la dilatation de la cavité articulaire coxo-fémorale dont la surface est beaucoup plus grande.

Ainsi, les frères Weber ont placé un cadavre sur une table, de manière que le bassin dépassant le bord de la table, les jambes pendissent librement en dehors ; ils ont coupé tous les muscles autour de la capsule articulaire coxo-fémorale et la tête du fémur est restée adhérente au fond de la cavité.

Ils ont coupé circulairement la capsule et aucun déplacement ne s'est produit.

Ils ont pratiqué un trou sur l'arrière-fond de la cavité et le membre inférieur est tombé à l'instant même. Si, replaçant la tête fémorale dans sa cavité, on bouche avec le doigt le trou précédemment fait, le membre ne tombe pas ; dès qu'on enlève le doigt il tombe. Donc, le contact de la tête fémorale avec la cavité cotyloïde n'est dû ni à la puissance des muscles ni à celle des ligaments capsulaires, mais à la seule pression atmosphérique ; toutefois, leur utilité est de maintenir le vide articulaire et de s'opposer aux déplacements exagérés que peut produire un faux mouvement ou un effort brusque.

En général, les mouvements du bassin sur le membre inférieur, ou inversement, ne sont pas des mouvements simples, mais des combinaisons de mouvements auxquels participent non seulement le bassin et le fémur, mais aussi les autres segments du membre inférieur. La cause en est non seulement dans l'architecture du membre et sa mécanique, mais aussi dans ses conditions d'équilibre.

Pour être plus clair, nous ne considérerons que les mouvements relatifs du bassin et du fémur et par suite leurs agents directs, c'est-à-dire les liga-

ments et muscles qui prennent leurs points d'insertion fixe ou mobile alternativement sur le bassin
ou sur le fémur, suivant qu'on immobilise l'un ou
l'autre.

VI. — Mouvements d'extension

Le bassin se redresse sur la cuisse ou la cuisse
s'étend sur le bassin. Les muscles extenseurs ou
redresseurs peuvent s'insérer : 1° sur toute la crête
et la fosse externe de l'os coxal ; 2° sur le bord
latéral du sacrum en avant et en arrière ; 3° sur les
branches postérieures de l'ischion, et 4° d'autre
part, sur toute la longueur du fémur, depuis le trochanter jusqu'aux condyles fémoraux.

La couche musculaire profonde est formée de
plusieurs petits muscles qui achèvent d'obturer les
ouvertures latérales et les échancrures du bassin
dues à l'absence de continuité dans son contour inférieur et à la perforation des ischions ; ce sont les
muscles jumeaux supérieur et inférieur, le pyramidal, l'obturateur interne et le carré crural étagés
dans l'ordre indiqué et revêtant la face profonde
des fesses.

Quand le tronc est incliné en avant, ces muscles prenant point d'appui sur les fémurs immobilisés par le poids du corps, sont tendus et tirent sur le bras de levier que représentent le sacrum et l'ischion, en arrière du plan vertical passant par les têtes fémorales. Les couches moyenne et superficielle sont représentées par les trois muscles petit, moyen et grand fessiers qui, superposés, un peu imbriqués l'un sur l'autre, ont toutes leurs fibres musculaires disposées en éventail et insérées supérieurement à cette ligne courbe allant de la pointe du sacrum à l'épine iliaque antéro-supérieure. Le plus important et le plus puissant, en même temps que le plus superficiel, est le grand fessier dont la masse détermine le pli des fesses. Leurs insertions fémorales sont au grand trochanter et sur une ligne rugueuse descendant obliquement au-dessous du grand trochanter. Ces muscles sont les analogues du deltoïde; ils étendent la cuisse sur le tronc comme celui-ci étend le bras sur l'épaule.

La direction rayonnée des fibres indique que les différents faisceaux entrent successivement en action pour redresser le bassin et, au contraire, agissent presque simultanément pour étendre la cuisse. En arrière, trois muscles puissants prennent part à l'extension du bassin sur la cuisse, ce sont le biceps fémoral, le demi-tendineux et le demi-membraneux ; leurs insertions supérieures étant à la tubérosité de l'ischion et leurs inférieures à la région osseuse du genou ; ils prennent point d'appui sur celui-ci pour tirer directement sur l'ischion ; en fait ce sont ces muscles qui, avec les fessiers, font équilibre au poids du tronc courbé en avant : nous y reviendrons quand nous étudierons le genou.

VII. — Mouvements de flexion

La flexion est produite par tous les muscles insérés en avant du bassin, en avant du fémur et de la région osseuse du genou.

La couche superficielle comprend le muscle couturier, qui va de l'épine iliaque antérieure au condyle interne du genou ; le droit antérieur de la cuisse, qui se rend de l'épine iliaque à la rotule ; ces deux muscles sont des fléchisseurs directs ainsi que le muscle droit interne qui relie le bord antérieur du pubis à la face interne du genou.

21

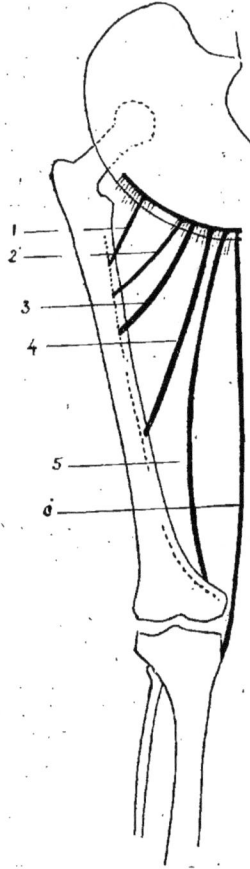

Fig. 112.

Muscles fléchisseurs et adducteurs

1   Muscle pectiné
2-3 Muscle petit adducteur
4   Moyen adducteur
5   Grand adducteur
6   Droit interne

VIII. — Mouvements de flexion et d'adduction

Les autres muscles ne sont pas seulement fléchisseurs, mais aussi adducteurs de la cuisse, ce sont : 1º le muscle pectiné, qui s'insère en haut à la crête pubienne et en bas au fémur sur une ligne rugueuse allant jusqu'au petit trochanter ; 2º les trois muscles adducteurs (fig. 112).

La position de ces muscles indique suffisamment leur action : ils sont fléchisseurs de la cuisse sur le bassin, mais aussi et surtout adducteurs, c'est-à-dire fléchisseurs en dedans ; c'est avec eux qu'on croise les jambes sur les cuisses.

Les mouvements de circumduction se font autour d'un axe virtuel passant par le centre de la tête fémorale. Mous les étudierons quand nous aurons vu toute la musculature du membre inférieur.

IX. — Membre inférieur. Cuisse et genou

L'extrémité inférieure du fémur présente une très grande analogie avec celle de l'humérus ; toutes deux présentent l'apparence de trochlée ou de poulie ; en effet, l'extrémité du cylindre fémoral s'applatit transversalement et paraît bifurquer ou se subdiviser en deux branches légèrement obliques, l'une en dedans, l'autre en dehors ; sur ces deux branches se raccordent deux segments de volute dont les centres sont formés par les deux tubérosités interne et externe du fémur. Ces segments de volute ont reçu le nom de condyles et limitent entre eux une gouttière concave qui représente la gorge de la poulie et qu'on appelle l'échancrure intercondylienne : il importe de bien se rendre compte de la forme ou du profil des condyles fémoraux. Ces condyles sont montés à la façon d'excentriques dont le centre est plus rapproché en avant qu'en arrière ; c'est-à-dire que les rayons diminuent de l'arrière à l'avant ou augmentent d'avant en arrière ; de plus, leur excentricité n'est pas la même, l'interne étant plus excentrique que l'externe. Leurs surfaces articulaires qui s'étendent sur un arc de plus de 140° sont recouvertes d'un fibro-cartilage très épais et débordent le corps du fémur en avant et en arrière de 12 à 20 millimètres. Quant à la gouttière intercondylienne, elle n'est pas à proprement parler une surface articulaire lisse ou polie, sauf dans sa partie antérieure.

L'os avec lequel joue inférieurement le fémur est le tibia dont la construction est dominée par celle du fémur, du moins dans sa partie supérieure : en effet, le tibia représente le dernier segment du pilier du corps; il doit, pour offrir les meilleures conditions de résistance, se rapprocher autant que possible de la verticale et ne recevoir que des poussées verticales agissant sur des surfaces horizontales ; donc, l'extrémité supérieure du tibia doit former une sorte de plateau sur lequel rouleront les condyles fémoraux.

Reprenons l'ensemble-mécanique formé par le bassin, le fémur et le tibia (fig. 113). Nous remarquons que la verticale du point de contact de la sphère fémorale dans la cavité cotyloïde doit tomber perpendiculairement sur le plateau supérieur du tibia, suivant son axe, juste dans la gouttière intercondylienne.

Or, on voit que l'axe du fémur tombe obliquement sur le plateau tibial en formant un angle aigu interne avec l'axe du tibia ; par conséquent, il faut compenser cette obliquité par une pièce d'articulation angulaire ayant pour angle d'ouverture le même angle que celui des deux axes fémoro-tibial ou, ce qui revient au même, l'angle supplémentaire. Cette

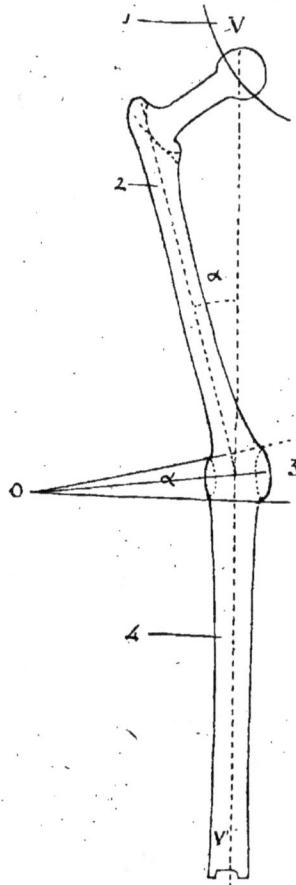

Fig. 113.

Articulation du fémur avec le tibia

α Angle que fait l'axe du fémur avec la verticale V passant par le sommet de la
     cavité cotyloïde
1 Os iliaque
2 Fémur
3 Condyle interne supérieur
4 Tibia
O Sommet du tronc de cône bicondylien

pièce est donc nécessairement conique et elle est mécaniquement réduite à un tronc de cône circonscrit aux deux surfaces condyliennes du fémur, de sorte que la petite base de ce tronc de cône est représentée par le condyle externe et la grande base par le condyle interne : donc le rayon de ce dernier doit être plus grand que celui du premier. Le tibia, dans sa rotation, suit donc les génératrices de ce tronc de cône et comme la génératrice inférieure est la seule horizontale, il en résulte que le tibia qui, normalement, prolonge la verticale passant par le sommet de la tête fémorale, doit s'écarter ensuite de cette direction et se porter en dehors, quand sa ligne de tangence décrit les autres génératrices.

Ceci explique pourquoi dans la flexion, dans la position accroupie ou assise sur les talons, ceux-ci sont portés légèrement en dehors, de sorte que les fesses sont assises et reposent entre les pieds.

L'articulation fémoro-tibiale, réduite aux deux seuls os fémur et tibia, aurait grande chance de se luxer en avant lorsqu'on prend la position fléchie ou accroupie ; en effet, le tronc de cône bicondylien subissant de la part du fémur une poussée oblique d'arrière en avant tend nécessairement à quitter le plateau tibial ;

il est donc aussi nécessaire de limiter sa course en avant au moyen d'une bride, d'un frein puissant qui, en se tendant, aura pour effet de refouler le fémur en arrière, tout au moins de l'empêcher de se porter en avant ; ce frein existe, c'est le ligament fémoro-tibial encastrant dans son épaisseur, un os sésa-moïde, la rotule. Puisque ce frein doit empêcher le fémur de glisser en avant, il doit avoir son point d'attache fixe sur le tibia où il s'insère en effet sur une proéminence médiane, la tubérosité antérieure ; d'autre part, pour que ce ligament exerce exacte-ment son action, toujours dans le même endroit, il s'est creusé sur le fémur une encoche, une gouttière intercondylienne dans laquelle il vient se loger. Tant que les efforts de flexion ne sont pas très consi-dérables, comme chez l'enfant tout jeune, le liga-ment fémoro-tibial est à lui seul suffisamment fort et résistant ; mais plus tard, lorsque l'enfant se met à marcher, court, tombe et se roule, il faut assurer et protéger les condyles contre les chocs et le liga-ment serait insuffisant, c'est pourquoi il s'ossifie en partie, vers l'âge de 3 à 5 ans pour former la rotule. Quand la rotule est complètement développée, elle partage le tendon rotulien en deux parties bien dis-tinctes, supérieure et inférieure ou fémorale et tibiale.

La rotule est un os grossièrement circulaire à face convexe en avant, mais la face postérieure se subdivise en deux facettes articulaires, formant entre elles un angle obtus, glissant sur les deux rebords internes des condyles ou de la gouttière intercondylienne. La plate-forme articulaire du tibia est divisée aussi en deux parties par une sorte d'arête antéro-postérieure, et chacune de ces parties est revêtue d'un fibro-cartilage ayant la forme d'un anneau de caoutchouc aplati dont le bord externe serait plus épais que le bord interne ; cette interposition d'un disque concave entre le condyle fémoral et le tibia, a pour effet de transformer les surfaces articulaires du tibia en deux concavités, dans lesquelles viennent rouler et glisser les condyles fémoraux.

X. — Mécanisme de l'excentrique

Maintenant que nous connaissons les articles en contact, nous pouvons examiner le mécanisme de la flexion du genou.

Lorsque la jambe est étendue verticalement, les muscles fléchisseurs sont au repos ; seuls les extenseurs en arrière sont en état de légère contraction pour faire équilibre au poids du corps qui tend à pencher en avant, car la résultante du centre de gravité passe beaucoup plus près du plan antérieur que du plan postérieur, tangent au corps dans la station debout. Les muscles fléchisseurs, c'est-à-dire les muscles antérieurs de la jambe sont donc dans le relâchement et le ligament rotulien se laisse déplacer librement à droite ou à gauche. Mais à mesure que la cuisse fléchit sur la jambe, les condyles fémoraux tournent d'arrière en avant et dans cette rotation, les rayons perpendiculaires à la surface articulaire du tibia se succèdent de plus en plus longs, puisque, nous l'avons dit plus haut, les condyles sont des segments de volute ou d'excentrique ; il en résulte que l'axe horizontal joignant les centres de ces deux excentriques s'élève de plus en plus au-dessus du plateau articulaire tibial.

En même temps, les muscles entrent en contraction retardatrice ou frénatrice, suivant la juste expression de Paul Richer ; ces deux causes réunies tendent et allongent le ligament rotulien qui vient se loger dans la gouttière intercondylienne, en appliquant énergiquement la face angulaire de la rotule sur les deux condyles qui se trouvent ainsi fixés et ne peuvent, ni se porter plus en avant, ni se déplacer laté-

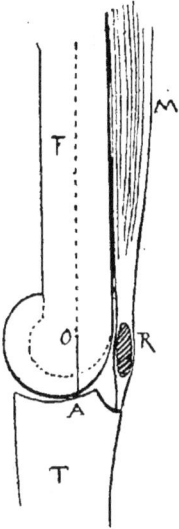

Fig. 114

Extension

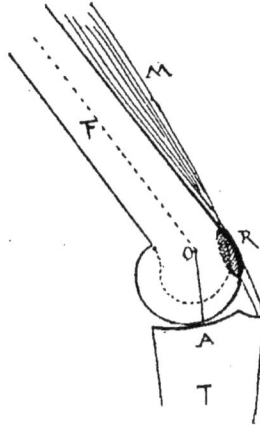

Fig. 115

Flexion légère

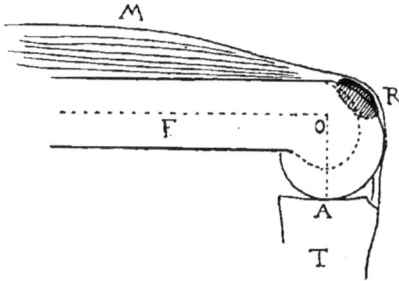

Fig. 116

Flexion à angle droit

Positions de la rotule dans l'extension et la flexion

    F. Fémur
    T. Tibia
    R. Rotule
    M. Muscle
    O. Centre articulaire du condyle
    OA. Rayon vertical croissant avec la rotation de l'excentrique
    La ligne circulaire pointillée indique le fond de la gouttière
      intercondylienne

ralement, comme ils peuvent le faire quand la jambe est simplement tendue. La rotule joue donc pour le genou le même rôle que l'apophyse olécrane pour le coude, elle est une pièce d'arrêt, un sabot formant frein, tout comme l'autre est un cliquet d'arrêt. (fig. 114-115-116).

La solidité de l'articulation fémoro-tibiale est assurée par beaucoup d'autres ligaments que le ligament rotulien.

1° En arrière et à l'intérieur par deux ligaments croisés en X.

2° Tout à fait en arrière par les ligaments postérieurs réunissant les bords des condyles aux bords du tibia.

3° Sur les côtés par les expansions des ligaments rotuliens, qu'on appelle ailerons de la rotule.

4° Enfin, par tous les tendons des muscles actionnant la jambe sur la cuisse.

XI. — Muscles de la cuisse et de la jambe

Le jeu des muscles de la jambe est plus difficile à exposer avec clarté que celui des muscles du bras; cela tient à ce qu'au bras, les muscles sont nettement fléchisseurs ou extenseurs, car les trois segments du bras se fléchissent ou s'étendent dans le même sens, et forment une ligne polygonale convexe dans la flexion, tandis que les divers segments de la jambe se fléchissent en sens inverse et déterminent une ligne brisée à angles rentrants. Il en résulte que tout à la fois un même muscle, fléchisseur pour un segment osseux, peut être ou est extenseur par rapport au segment suivant; c'est ainsi que la flexion de la cuisse sur le bassin se fait par les muscles de la région antérieure et l'extension par les muscles postérieurs; mais en même temps, ceux des fléchisseurs de la cuisse qui s'insèrent *sur le tibia* sont des extenseurs de la jambe sur la cuisse, tandis que les extenseurs de cette même cuisse qui s'insèrent au-dessous du fémur, sont des fléchisseurs postérieurs de la jambe sur la cuisse ; on doit faire la même remarque entre la jambe et le pied, entre le pied et les orteils.

Nous appellerons donc extenseurs tous les muscles qui tendent à rectifier la jambe, et, fléchisseurs, tous ceux qui tendent à incliner un segment sur l'autre. Sous le bénéfice de cette observation, nous allons rapidement passer en revue les différents muscles de la cuisse que nous n'avons pas encore étudiés : ceux que nous avons vus, étant plus

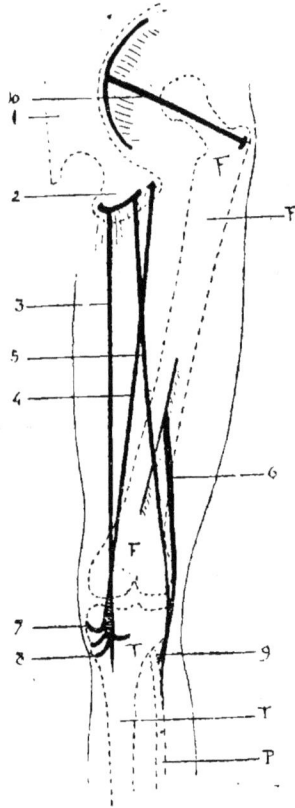

Fig. 117

Cuisse droite. Région postérieure

1. Sacrum
2. Ischion
3. Demi-tendineux
4. Demi-membraneux
5. Longue portion du biceps fémoral
6. Courte — —

7-8. Patte d'oie formée par les tendons
     d'insertion
9. Insertion du biceps fémoral
10. Muscle fessier
F Fémur
T Tibia
P Péroné

spécialement des muscles du bassin ou des muscles fessiers, redresseurs du bassin, sur la jambe préalablement immobilisée.

A la région postérieure de la cuisse, qui correspond à la région antérieure du bras, on trouve trois muscles : le biceps fémoral et les muscles demi-tendineux, demi-membraneux. Tous trois, en haut et successivement, de dehors en dedans, s'insèrent sur la grosse tubérosité de l'ischion pour se rendre : le biceps, en dehors sur la face externe du plateau tibial et même sur la tête du péroné, située un peu plus bas et adossée sous ce plateau ; le demi-tendineux, sur le côté externe du même plateau sous lequel son tendon, décrivant une courbe à concavité antérieure, pour passer d'arrière en avant, étale ses digitations en éventail ou mieux en patte d'oie, si bien que la direction de la plus élevée d'entre elles est perpendiculaire à l'axe du tibia et les autres obliques inférieurement ; le demi-membraneux va directement sur l'extrémité supérieure et interne du tibia où son tendon bifurque moitié en avant et moitié en arrière (fig. 117).

On considère aussi au biceps un second faisceau profond, se rendant du fémur au même point que le premier, sur la tête du péroné ; pour nous, ce

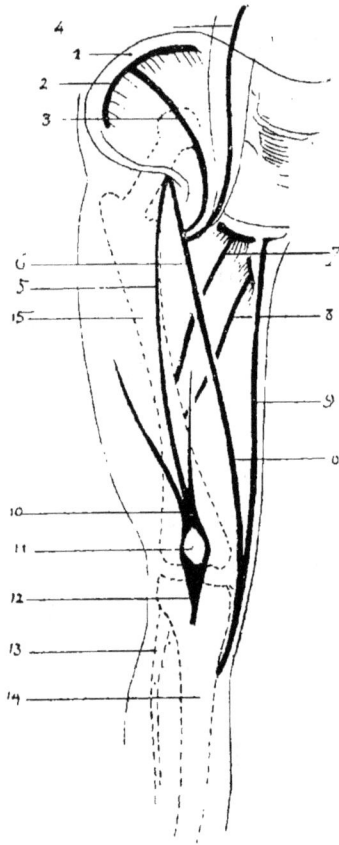

Fig. 118.

Cuisse droite. Région antérieure

1. Crête iliaque
2. Insertion du muscle
3. Muscle iliaque
4. Muscle psoas
5. Droit antérieur, faisceau médian
6. Couturier
7. Premier adducteur
8. Deuxième adducteur
9. Droit interne

10. Tendon du triceps crural formé par la réunion du droit antérieur, du vaste interne et du vaste externe
11. Rotule
12. Même tendon : portion inférieure
13. Péroné
14. Tibia
15. Fémur

dernier muscle est l'analogue du brachial antérieur
et c'est le demi-tendineux qui est le véritable
deuxième faisceau du biceps. Confondus en haut, ils
se séparent au tiers de leur course pour agir à
droite ou à gauche sur les deux côtés du plateau
tibial. Ils sont donc fléchisseurs de la jambe sur la
cuisse et redresseurs du tronc quand la jambe est
fixée et qu'ils tirent sur l'ischion pour abaisser
celui-ci. Dans ce dernier cas, à leur action s'ajoute
celle des muscles fessiers qui, nous le savons, prennent leur point fixe sur le grand trochanter et sur le
tiers supérieur du fémur.

A la région antérieure, nous distinguerons d'a-
bord les fléchisseurs propres de la cuisse sur le
bassin, puis les fléchisseurs de la cuisse en même
temps qu'extenseurs de la jambe et enfin les adducteurs et les abducteurs qui eux aussi ont en plus un
second rôle mécanique, celui de fléchisseurs (fig. 118).

Les fléchisseurs purs de la cuisse sur le bassin,
sont : le muscle iliaque, le psoas ou simplement le
psoas-iliaque. Le muscle iliaque attache toutes ses
fibres sur le contour de la fosse iliaque qu'elles
tapissent et elles descendent circulairement en faisceau
convergent, passent en avant sur la branche pubienne
où elles se réunissent avec le faisceau du psoas.

22

Celui-ci est un long muscle qui s'insère sur le côté des vertèbres lombaires et descend directement en bas. Les deux muscles, réunis sous le nom de psoas-iliaque, prennent leur insertion inférieure sur le tiers supérieur et interne du fémur.

La contraction de ces muscles fléchit donc la cuisse sur le bassin et la ramène en dedans, en même temps qu'elle fait tourner légèrement le fémur en dehors. Les fléchisseurs de la cuisse en même temps qu'extenseurs de la jambe sont représentés par un groupe de trois muscles, l'un médian et deux autres latéraux qui, séparés en haut, se réunissent en bas. Ce groupe est le triceps crural, composé du droit antérieur, du vaste interne et du vaste externe. Le droit antérieur s'insère en haut, en avant de la hanche sur l'épine iliaque antérieure et par un second tendon sur la cavité cotyloïde; il descend, coupant à angle aigu l'axe du fémur par des fibres droites.

De chaque côté, les vastes interne et externe s'insèrent sur le fémur depuis le grand trochanter jusqu'au tiers inférieur et l'accompagnent; mais leurs fibres sont obliques en sens inverse, et dirigées en bas; ces deux muscles engaînent le fémur, l'un depuis le grand trochanter jusqu'à la rotule, l'autre depuis la base du col jusqu'à l'articulation du genou.

En fait, on peut dire que l'axe du droit antérieur est la bissectrice de l'angle aigu formé par les fibres des deux muscles obliques latéraux ; il en résulte que leur contraction donne une résultante de même sens que la bissectrice à laquelle elle s'ajoute. A eux trois ils forment une puissante masse musculaire qui donne à la cuisse son relief antérieur ; leurs expansions tendineuses se réunissent en bas en un seul tendon large et puissant qui, séparé en deux segments par la rotule qu'il recouvre en avant et sur les côtés, franchit l'articulation du genou et vient s'insérer largement sur la tubérosité antérieure du tibia. Le droit interne franchit donc comme un pont l'articulation ilio-fémorale et l'articulation tibio-fémorale et, comme le mouvement se fait en sens inverse dans ces deux articulations, le triceps crural est à la fois fléchisseur de la cuisse sur le bassin et extenseur de la jambe sur la cuisse. Mais cette double action n'appartient en réalité qu'au faisceau médian ou droit antérieur ; les deux latéraux sont seulement extenseurs de la jambe sur la cuisse.

La rotation de la jambe en dehors se fait au moyen

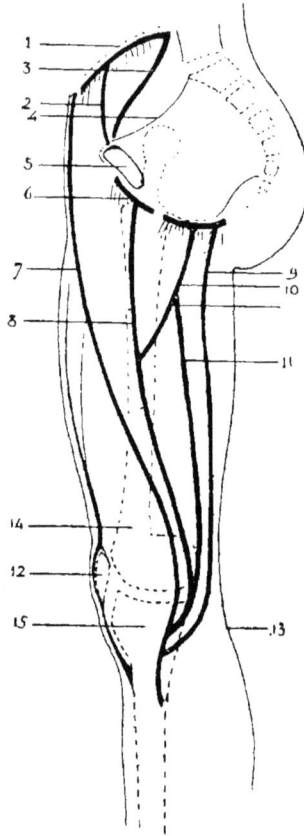

Fig. 119.

Jambe droite, région interne

1-2	Muscle iliaque et son insertion	8	Droit interne
3	Muscle psoas	9	Demi-tendineux
4	Ligne courbe auriculo-pubienne ou détroit supérieur	10	Adducteur
		11	Demi-membraneux
5	Facette du pubis	12	Rotule
6	Insertion du droit interne	14	Fémur
7	Muscle couturier	15	Tibia

d'un long muscle, le couturier qui partant de l'épine iliaque antérieure, recouvre obliquement, comme un baudrier large de 3 à 4 centimètres, les muscles sous-jacents et vient s'insérer par un tendon, concave en avant, sur la face interne du plateau tibial au-dessus et en avant des tendons de la patte d'oie. Ce muscle qui franchit aussi deux articulations, agit comme le droit antérieur et de plus tourne la jambe en dehors et le talon en dedans : il est aidé dans cette action par le grand fessier qui prenant point d'appui sur l'os iliaque tire le grand trochanter en arrière et fait tourner le fémur sur son axe en dehors (fig. 119).

L'adduction est dévolue à des muscles obliques dont les faisceaux parallèles ou à peu près forment séparément et successivement les bases de triangles semblables, ayant tous pour sommet l'angle ou le coude du fémur et pour côtés, le col du fémur et la ligne pubienne en haut, et le fémur lui-même en bas. Insérés en haut sur les branches pubiennes horizontale et descendante, ils distribuent leurs insertions inférieures sur le fémur, depuis le tiers supérieur jusqu'au condyle interne : ils sont fléchisseurs, adducteurs de la cuisse. Ce sont en haut le pectiné et les trois adducteurs au-dessous ; enfin

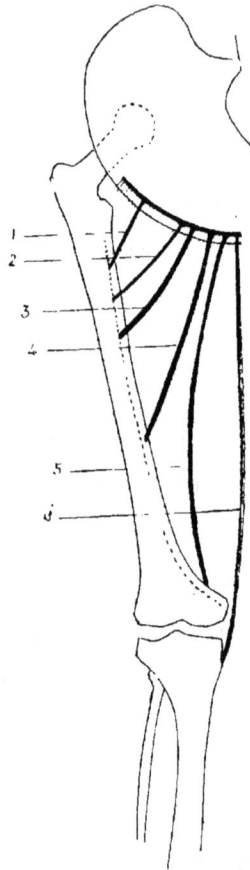

Fig. 120.

Jambe droite. Région interne. Schéma musculaire

1   Muscle pectiné
2-3   Muscle petit adducteur
4   Moyen adducteur
5   Grand adducteur
6   Droit interne

le muscle droit interne descend directement du pubis pour s'insérer au genou immédiatement en arrière du couturier ; il est fléchisseur de la jambe et légèrement adducteur.

C'est avec les adducteurs que l'on croise les jambes l'une sur l'autre (fig. 120).

En résumé les mouvements les plus importants du membre inférieur sont ceux de flexion, d'extension et d'adduction. Ceux d'abduction sont très faibles, il en résulte que le mouvement de circumduction obtenu en mettant successivement en jeu les différents groupes musculaires est beaucoup moins développé qu'au bras : et l'angle d'ouverture du cône ainsi décrit est très aigu. Pour s'en rendre compte, il suffit de porter une jambe en arrière de l'autre, dans l'adduction forcée, puis de la porter en arrière, en dehors, et de la ramener en avant, dans l'adduction extrême en revenant presque au point de départ. La pointe du pied aura ainsi parcouru un cercle presque complet ou complet, mais ce cercle a un rayon bien petit relativement à la longueur de la jambe, qui sert ici de génératrice à la surface conique développée.

CHAPITRE XIII

DU MEMBRE INFÉRIEUR (*Suite*)

I. — Jambe. Tibia et péroné

Le tibia, largement étalé en plateau à son extrémité supérieure, diminue rapidement de volume et prend une forme nettement prismatique, triangulaire ; sa direction est presque exactement verticale ; il se termine par une surface articulaire coudée à angle droit, formant le sommet d'une mortaise et sa paroi interne, l'autre paroi de la mortaise étant constituée par l'extrémité inférieure du péroné. Ce dernier os, on le sait, adosse sa tête un peu au-dessous du plateau tibial, à 6 ou 8 centimètres de l'articulation du

genou ; il ne présente donc à cet égard aucun intérêt, mais, par sa position et sa constitution en tissu
compact, très dur, il représente pour le tibia et, en
dehors de lui, pour les organes intercompris, un arc
de protection élastique et résistant ; de plus il complète en bas la mortaise de l'articulation tibio-
tarsienne.

En haut, les deux os sont en contact par une
petite facette ovalaire et sont maintenus par deux
ligaments antérieurs et postérieurs. En bas, l'articulation est plus importante ; elle est analogue à
celle du cubitus avec le radius. En effet, le tibia
présente une petite facette concave de 8 à 10 millimètres de haut et le péroné une facette convexe de
même hauteur, laquelle se continue inférieurement
pour s'articuler avec l'os du pied.

L'union du tibia et du péroné doit être inférieurement très solide, car c'est en ce point que s'exercent les contacts et les pressions susceptibles d'écarter le second du premier ; aussi bien elle est réalisée
par des ligaments antérieurs et postérieurs très puissants, très résistants. C'est pourquoi il y a plus souvent fracture de l'extrémité inférieure du péroné
plutôt que rupture des ligaments.

De plus, dans le long intervalle elliptique laissé

libre entre les deux os, s'étend un vaste ligament interosseux, fortement tendu, qui complète la solidarisation du tibia et du péroné. Il forme ainsi une paroi solide sur laquelle viennent s'insérer les muscles de la jambe, et un double fossé antérieur et postérieur au fond duquel sont logés les vaisseaux et les nerfs.

L'articulation du pied avec la jambe, ou tibio-tarsienne est formée par une sorte de mortaise, à cheval sur un os, à surface supérieure convexe d'avant en arrière, présentant une gouttière de même sens, mais peu profonde, formant ainsi une poulie sur laquelle se meut d'arrière en avant la mortaise péronéo-tibiale. Celle-ci comporte donc une paroi supérieure et deux parois latérales. Le plafond et la paroi interne sont formés par le tibia, la paroi externe par l'extrémité inférieure du péroné. Nous avons déjà dit que les os devaient toujours être considérés comme revêtus de leurs cartilages articulaires quand on les considère au point de vue mécanique : ici encore, comme au poignet, les cartilages égalisent les surfaces et leur donnent ce contour arrondi et poli, nécessaire au bon fonctionnement de l'articulation.

L'extrémité inférieure du tibia présente deux surfaces coudées à angle droit, l'une, horizontale ou mieux, légèrement cylindrique d'arrière en avant et de dehors en dedans, forme le plafond articulaire séparé en deux parties égales par une crête mousse antéro-postérieure ; l'autre descend verticalement

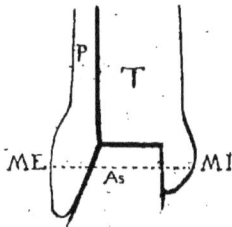

Fig. 121.

Mortaise tibio-tarsienne

T Tibia
P Péroné
ME Malléole externe
MI Malléole interne
As Place de l'astragale
La ligne pointillée indique l'axe de rotation de la mortaise

en dedans d'environ deux à trois centimètres et s'articule latéralement avec l'os sous-jacent du pied qu'on appelle l'astragale. Cette paroi interne est renforcée extérieurement par un renflement assez épais, qui constitue la malléole interne tandis que l'autre paroi formée par l'extrémité du péroné, descend un peu obliquement en dehors et présente un renforcement connu sous le nom de malléole externe : ces deux malléoles sont en quelque sorte comme les deux têtes d'un boulon rivé, traversant la mortaise tibiale et l'astragale inclus, à la manière d'une cheville qui servirait d'axe horizontal au mouvement de flexion du pied sur la jambe ; c'est pourquoi vulgairement on désigne l'espace intermalléolaire comme étant la cheville du pied (fig. 121).

Le principal, sinon le seul mouvement de l'articulation tibio-tarsienne est le mouvement de rotation d'arrière en avant ou inversement autour de l'axe horizontal des malléoles. Elle permet de plus un léger mouvement de flexion en dehors à cause de l'obliquité de la paroi externe de la mortaise articulaire ; mais, en dedans, le mouvement est pour ainsi dire nul.

II. — Pied

La région osseuse du pied qui fait suite à la jambe s'appelle le tarse, c'est la région supérieure et postérieure ; la région intermédiaire est le métatarse et enfin la troisième et dernière région est représentée par les orteils.

Le pied, étant la base sur laquelle repose le corps,

doit nécessairement être monté horizontalement, c'est-à-dire perpendiculairement sur l'axe idéal ou théorique de la jambe, axe indiqué par la direction de la pesanteur.

Dans son ensemble, le pied projeté sur un plan horizontal présente la forme d'un triangle à sommet postérieur émoussé, ou d'un quadrilatère étroit plus long que large.

Si l'on examine par sa face interne le squelette d'un pied posé sur un plan horizontal, on reconnaîtra de suite qu'il présente l'aspect d'une voûte surbaissée descendant presque au contact du plan par son bord ou sa surface externe. Bien qu'on trouve entre la main et le pied une analogie évidente, considérable, le rôle mécanique différent de ces deux organes a nécessairement déterminé des différenciations importantes dans la forme des os qui les composent. L'architecture de la main qui n'a aucune pression, aucun poids à supporter, répond avant tout à la mobilité, à la souplesse ; celle du pied doit principalement offrir le caractère de la solidité et de la puissance unie à un certain degré d'élasticité et de souplesse, beaucoup moindre qu'à la main ; de plus le corps, pour se déplacer, doit être soulevé et ne peut l'être que par un levier agissant immédiatement au-dessous de lui sur une base de sustentation ; c'est le pied qui est ce levier. Ainsi, alors que le rôle mécanique de la main est celui d'une pince à deux branches, droites ou courbes à volonté, capable de saisir tous les objets possibles, le pied doit faire office de levier pour soulever le corps dans la marche, la course, ou le saut.

Cette différence de destination a nécessité deux grandes modifications dans la construction du squelette du pied par rapport à celui de la main, peut-être serait-il plus exact de dire que c'est la main qui est une modification du pied ; mais peu importe.

D'abord, afin d'offrir une plus large base à la sustentation, le pied, au lieu d'être monté comme la main dans l'axe et à la suite des os du bras, est au contraire monté perpendiculairement à l'axe de la jambe.

Ensuite, comme en raison de leur situation et du poids qu'ils ont toujours à supporter, le rôle de préhension est rendu à peu près impossible pour les orteils, ceux-ci n'ont plus besoin de s'allonger, de se déployer pour saisir les objets comme le font les doigts de la main. Aussi les voit-on se réduire de beaucoup en longueur, s'atrophier, s'ankyloser, pour ainsi dire, et devenir presque inutiles, sauf au point de vue du concours qu'ils prêtent *dans certains cas*, à la partie pleine du pied pour la statique et l'équilibre du corps humain. C'est donc cette partie pleine que nous devons surtout considérer et nous pouvons n'accorder aux orteils et aux muscles qui président à leurs mouvements particuliers qu'une minime attention.

Le quadrilatère assez irrégulier qui représente la base du pied reposant sur le sol est beaucoup plus long que large : il est formé en arrière par le talon, en avant par la ligne des extrémités métatarsiennes, juste à la naissance des orteils, et par deux lignes réunissant les extrémités des bases en avant et en arrière ; la projection MM′ de l'axe intermalléolaire sur le plan horizontal séparerait ce quadrilatère ABCD en deux autres, inégaux entre eux, répondant l'un à la région du talon et l'autre à la région plantaire. Théoriquement la résultante du centre de gravité de la jambe, prise isolément, passe par cette ligne MM′, puisque, s'il en était autrement, la jambe serait, par son propre poids, entraînée en avant ou en arrière et tournerait autour de l'axe malléolaire.

Bien que cette ligne MM′ n'existe pas réellement, elle peut servir à délimiter le pied en deux zones an-

térieure et postérieure, l'une correspondant à la voûte
plantaire, l'autre au talon, ou mieux à déterminer la longueur des bras de levier qui composent
la longueur du pied. Nous ne pensons pas que le
centre de gravité du corps soit dans le plan vertical
passant par les axes malléolaires, mais plutôt un
peu en avant et nous sommes assez portés à croire
que dans la station debout, les muscles du mollet
sont en légère tension pour faire équilibre à l'action
de la pesanteur appliquée au centre de gravité du
corps, et le tirant en avant. Il est certain d'ailleurs que
l'on ne saurait dire exactement quelle est chez l'homme
la position exacte du centre de gravité, puisque cette
position, dépendant d'une foule d'éléments variables avec chaque individu, forme extérieure,
embonpoint, maigreur, musculature, ossature, longueur des jambes, des bras, du tronc, ne peut être
identiquement la même pour tous : on ne peut
qu'indiquer la région où il se trouve dans la station
debout. Ce qu'il est intéressant de constater, c'est
que, dans la très grande généralité des individus,
le plan vertical contenant le centre de gravité passe
un peu en avant de l'axe intermalléolaire, c'est-à-
dire en pleine voûte plantaire (fig. 122). Cette
voûte est formée en arrière par le calcaneum ou

os du talon; c'est le plus gros os du pied; il est surmonté par l'astragale auquel il offre une double surface articulaire, une sorte d'ensellure incurvée

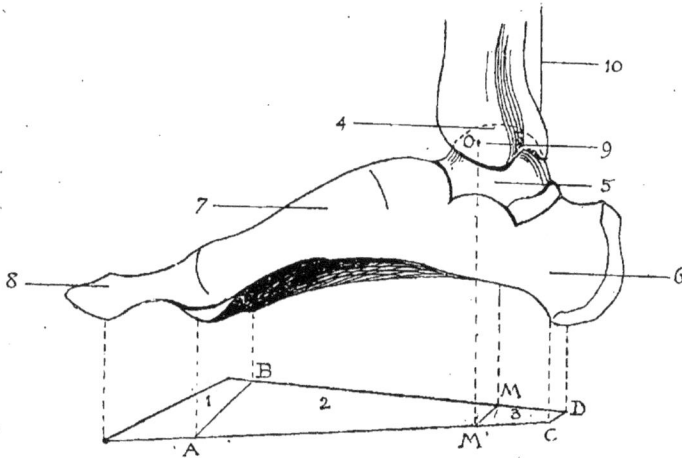

Fig. 122.

Statique du pied. Pied droit.

1. 2. 3.	Projection horizontale de la région des orteils (1) de la région plantaire (2) de la région du talon (3)	4	Tibia
		5	Astragale
		6	Calcanéum
AB	Ligne d'appui métatarso-phalangienne	7	Métatarse
		8	Orteils
MM'	Projection de l'axe intermalléolaire	9	Malléole interne du centre O
CD	Ligne d'appui du talon	10	Péroné

en ∽ aplatie et à peine indiquée. L'astragale présente à sa face supérieure arrondie une poulie à gorge peu profonde qui loge la crête mousse de la mortaise tibio-péronéale. Ces deux os réunis, astragale et calcanéum, forment le pilier postérieur de la voûte, pendant que les cinq méta-

23

tarsiens en représentent le pilier antérieur ; l'espace compris entre les deux piliers est comblé par cinq os formant ensemble la clé de voûte du pied ; ce sont les os scaphoïde, cuboïde et les trois cunéiformes ; le cuboïde en dehors entre le calcanéum et les deux derniers métatarsiens, et en dedans le scaphoïde entre l'astragale et les trois cunéiformes reliés aux trois premiers métatarsiens. On peut donc représenter le pied comme une voûte divisée en trois régions, l'une postérieure s'élevant assez rapidement l'autre antérieure à inclinaison douce et la médiane raccordant la postérieure à l'antérieure par une courbe peu prononcée (fig. 122 et 123).

Cette conformation du pied en voûte composée d'os nombreux a un double avantage pour la solidité et la souplesse et comme moyen de protection. En effet la division du squelette du pied décompose les efforts de pression qui s'exercent sur lui pendant la station debout, la marche, la course ou le saut, et il est à remarquer que plus la pression ou le choc est fréquent ou violent, plus l'homme s'efforce de le recevoir dans la partie du pied qui offre le plus de souplesse et d'élasticité parce qu'elle est le plus divisée. C'est ainsi que dans la marche ordinaire l'homme reçoit le poids de son corps sur la

région du talon d'abord et plantaire ensuite ; sur la
région métatarsienne dans la course et sur la pointe
des pieds dans le saut. Tout le monde sait, en effet,

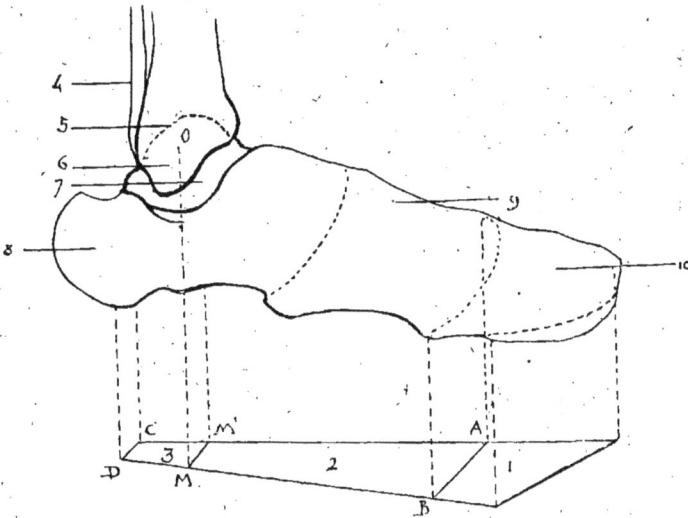

Fig. 123.

Pied droit. Face externe.

1-2-3	Projection horizontale
4	Tibia
5	Péroné
6	Malléole externe du centre O
7	Astragale
8	Calcanéum suivi des os du tarse
9	Métatarse
10	Orteils

qu'il est expressément recommandé, dans le saut,
de se recevoir sur la région métatarso-phalangienne
en fléchissant les jambes et que la chute sur les
talons peut provoquer des fractures graves des os
de la jambe ou du bassin avec retentissement sur la
colonne vertébrale et la tête.

Enfin c'est sous la voûte plantaire que passent et se logent tous les vaisseaux, nerfs et muscles de la face inférieure du pied, comme nous le verrons plus loin et qu'ils se trouvent ainsi à l'abri des pressions continuelles ou intermittentes du poids du corps : la nature a d'ailleurs muni le pied d'une puissante semelle de tissu gras fortement réticulé qui fait exactement sous le pied l'effet d'un tampon de caoutchouc, amortisseur des chocs en même temps qu'élastique ; cette semelle a pour effet de disséminer les pressions sur toute la surface ou tout le contour de la voûte du pied.

Le pied peut être considéré comme un levier du premier genre avec point d'appui sur l'axe inter-malléolaire et comme levier du deuxième genre ou levier inter-résistant, avec point d'appui en avant de cet axe.

C'est dans ce dernier cas qu'il donne le plus de travail et qu'il demande le plus de force. Nous pouvons facilement nous rendre compte de cette transformation de levier en remarquant que lorsque le pied ne repose sur rien et qu'il est libre, maintenu en l'air, le seul point d'appui possible pour les mouvements du pied est situé sur l'axe intermalléolaire autour duquel tourne le pied. Suivant que les muscles postérieurs ou antérieurs à l'axe de la jambe entrent en contraction, c'est le talon ou le bout du pied qui est relevé ou abaissé. Ce travail n'a aucun effet utile puisque normalement la force postérieure agit quand la force antérieure s'annule et réciproquement, c'est-à-dire que les extenseurs se contractent quand les fléchisseurs se relâchent ou inversement; il n'y a réellement pas de résistance utile vaincue.

III. — Remarque sur la variation du centre de gravité chez les êtres vivants

Avant d'étudier les conditions d'équilibre du pied supportant et soulevant le corps, il importe de faire une remarque importante. Si dans les corps solides inertes, tel qu'un objet quelconque, un morceau de bois, la position du centre de gravité reste fixe, cela tient à la persistance de la forme de ce corps, car il est indéformable ; mais il n'en est pas de même pour les corps des êtres vivants qui déplacent simplement leur centre de gravité lorsqu'ils modifient la forme de leur corps en l'inclinant ou le redressant en partie, soit en écartant ou en rapprochant les membres du corps. En effet, la disposition des forces moléculaires de la pesanteur ayant varié, la résultante totale, tout en conservant la même intensité et la même direction, n'a plus le même point d'application. En général, et presque inconsciemment, tout mouvement partiel ou total qui pourrait provoquer ce déplacement du centre de gravité est compensé par un mouvement de sens inverse : c'est ainsi que penchant la tête en avant, nous repoussons le corps en arrière, que dans la marche, les bras ainsi que les jambes vont en sens inverse l'un de l'autre, de sorte qu'en fait le centre de gravité du corps humain se déplace relativement peu dans ce corps et qu'on pourrait, pour plus de commodité dans le raisonnement, le considérer comme fixe, bien qu'il n'en soit rien. Il suffit pour s'en convaincre de se porter sur une seule jambe, l'autre étant pendante à côté ; dans ce cas, la résultante du centre de gravité tombe nécessairement à l'intérieur de la base du pied reposant sur le sol ; si, alors on essaye de lever horizontalement la jambe libre, en conservant exactement au corps la même situation, on reconnaîtra bien vite que l'équilibre est impossible dans ces conditions et que le centre de gravité s'est déplacé en avant, bien que le corps n'ait pas changé de place et qu'il ait évidemment toujours le même poids ; ce déplacement est donc simplement dû au changement de forme du corps ou au déplacement de la jambe. Or ces changements se produisent continuellement dans la marche, dans la course, puisque alternativement les jambes et les bras sont projetés en avant ; il en résulte que le centre de gravité du corps décrit une courbe sinusoïde à double sens de gauche à droite et de droite à gauche en même temps que de bas en haut et de haut en bas, dont les oscillations sont plus ou moins hautes selon que l'on marche, que l'on court, en fléchissant ou en raidissant le genou.

IV. — Etude des forces au repos et dans la marche

Revenons donc à l'étude mécanique du pied, non plus libre de toute charge, mais reposant à terre et supportant le poids du corps.

Dans la station debout, le centre de gravité tombe un peu en avant du plan passant par l'axe intermalléolaire, à peu près sur la ligne joignant les milieux des deux voûtes plantaires, de sorte que dans le soulèvement sur la pointe des pieds, la disposition des

forces est la suivante : la puissance P est appliquée
au talon, la résistance R ou poids du corps un peu
en avant de l'articulation tibio-tarsienne, tandis que
le point d'appui est en A sur la ligne des articulations métatarso-phalangiennes ; on a donc affaire non

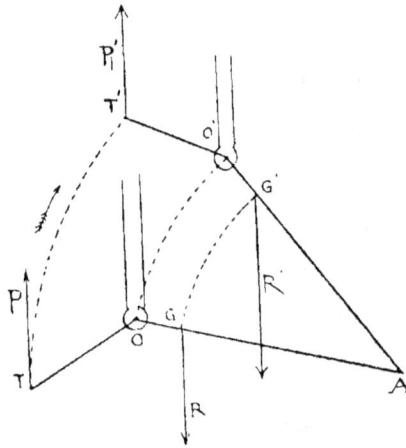

Fig. 124.

Mouvements du pied quand le corps est soulevé sur la pointe des pieds.

TOA	Position horizontale au repos
T'O'A	Position soulevée
O et O'	Centre articulaire de la mortaise tibio-tarsienne
TA	Bras de levier de la puissance musculaire P
R	Résistance : poids du corps passant par G
GA	Bras de levier de la résistance

Dans la position soulevée on voit que TA et GA diminuent, puisque les projections de T'
et de G' se rapprochent du point d'appui A

plus à un levier du premier genre, mais à un levier
interrésistant (fig. 124).

Les bras de levier sont les distances TA pour la
puissance et RA pour la résistance ; or pour une po-

sition donnée du pied, le levier TA a toujours la même valeur puisque la longueur du pied est invariable ; mais il n'en est pas de même pour le bras de levier RA, car selon qu'on porte le corps en avant ou qu'on le redresse un peu en arrière, immédiatement G, le point d'application de la résistance R qui est le poids du corps se porte plus en avant vers A ou en arrière vers T.

Comme d'ailleurs R est invariable, puisque le poids du corps est le même d'un moment à l'autre, la puissance P, c'est-à-dire l'effort à développer pour soulever le corps variera en même temps et dans le même sens que le bras de levier de la résistance, puisqu'on a toujours

$$P \times TA = R \times GA$$

ou

Puissance variable × Bras de levier fixe = Poids constant × Bras de levier variable

d'où l'on déduit

$$\text{Puissance variable} = \frac{\text{Poids constant}}{\text{Bras de levier fixe}} \times \text{Bras de levier variable}$$

ce qui justifie notre remarque.

Pour mieux fixer les idées, supposons que le poids du corps R égale 50 kilos, que la longueur du pied TA, comptée du talon à la naissance des orteils soit 20 centimètres et que le centre de gravité passe à 10 centimètres de A normalement, à 5 centimètres en se penchant en avant, ou à 15 centimètres en se redressant en arrière, on aura pour P les trois valeurs suivantes :

$$1° \ P = \frac{50 \text{ kilos}}{20 \text{ cm.}} \times 10 \text{ cm.} = 25 \text{ kilos}$$

$$2° \ P = \frac{50 \text{ kilos}}{20 \text{ cm.}} \times 5 \text{ cm.} = 12 \text{ kilos } 500$$

$$3° \ P = \frac{50 \text{ kilos}}{20 \text{ cm.}} \times 15 \text{ cm.} = 37 \text{ kilos } 500$$

Ainsi donc, dans les conditions de l'énoncé, la puissance que devraient développer les muscles pour soulever le talon varierait de 12 k. 500 à 37 k. 500, c'est-à-dire de 1 à 3 selon que l'on porte le corps en avant ou en arrière ; dans la pratique, on a toujours P inférieur à R, mais il n'en est plus de même dans le cas où l'on fait porter le corps en équilibre sur les talons, ce qui d'ailleurs est un équilibre très instable. En effet, comme le bras de levier de la puissance est devenu presque nul ou égal à zéro tandis que R conserve toujours sa même valeur, il faut que P devienne infiniment grand, ce qui revient à dire que les muscles du mollet ne peuvent soulever le corps quand il repose en équilibre sur les talons ; d'ailleurs la limite de la puissance musculaire P est bien vite atteinte et elle est inférieure à R ; c'est pourquoi toutes les fois que l'on veut se soulever sur la pointe des pieds on commence toujours par porter le corps en avant pour diminuer le bras de levier de la résistance, autant que possible.

Toutes ces considérations relatives à l'équilibre du corps sur la pointe des deux pieds s'appliquent aussi exactement quand l'équilibre s'établit sur un seul pied. Or, dans la marche et dans la course, il y a successivement équilibre momentané sur un pied puis sur l'autre ; le corps, et par suite son centre de gravité, est toujours porté, lancé en avant d'autant plus vite que la marche ou la course doit être plus rapide ; c'est pourquoi le marcheur, et le coureur encore plus, incline et penche le corps en avant, tandis que pour s'arrêter il rejette et reporte le corps en arrière, ce qui annule la puissance d'impulsion acquise. En fait, l'homme qui marche ou l'homme qui court est toujours en état d'équilibre instable, car son centre de gravité est toujours en avant de son point d'appui momentané, ce qui force celui-ci à se déplacer et à se porter toujours en avant. Comme nous l'avons déjà dit, on cherche toujours à mettre sa base d'appui au-dessous de son centre de gravité, on court toujours après celui-ci.

V. — Muscles de la jambe et du pied

Les muscles de la jambe les plus importants sont aussi les plus puissants et ceux qui se détaillent dans le pied aux métatarsiens et aux orteils ont peu d'importance mécanique ; il suffira de les considérer en masse ; d'ailleurs l'analogie est grande entre les muscles de la main et ceux du pied. Nous étudierons donc plus spécialement les muscles fléchisseurs et les muscles extenseurs du pied sur la jambe, puis les rotateurs en dedans ou adducteurs et les rotateurs en dehors, moins importants.

VI. — Muscles fléchisseurs du pied

Les fléchisseurs du pied proprement dits sont en même temps extenseurs des orteils sur le pied ; ce sont en effet le long extenseur commun des orteils et l'extenseur propre du gros orteil et le péronier antérieur : ces trois muscles partent d'une origine presque commune, c'est-à-dire qu'ils s'insèrent tous à la partie supérieure du tibia et du péroné, descendent en avant de la jambe et distribuent leurs tendons sur la face dorsale du pied aux métatarsiens et aux orteils ; ce sont eux qui, en étendant les orteils, développent la base extrême de sustentation, quand on soulève le corps sur la pointe des pieds. Le plus intéressant des muscles antérieurs est le jambier antérieur ; parti du bord inférieur du plateau tibial et des régions adjacentes, il descend en faisceau dans l'intervalle tibio-péronien, puis passe obliquement sur le quart inférieur du tibia et vient en dedans s'insérer sur le bord interne de la voûte plantaire par trois digitations qui se fixent sur la tête du premier métatarsien et du grand os cunéiforme. Tous ces muscles sont fixés au cou de pied comme au poignet par un bracelet fibreux très résistant, offrant une gaîne à chaque tendon et se rendant d'une malléole à l'autre ; ce bracelet n'est pas seulement un organe de contention pour les tendons musculaires, il est aussi une poulie de renvoi et transforme le mouvement vertical dû à la contraction des muscles en un mouvement de rotation autour de l'axe malléolaire. Le jambier antérieur, à cause de son insertion latérale interne, possède, en même temps que la flexion du pied sur la jambe, deux autres mouvements ; il tourne le pied en dedans, et il relève le bord interne du pied ou de la voûte plantaire ; c'est à son action ou à sa

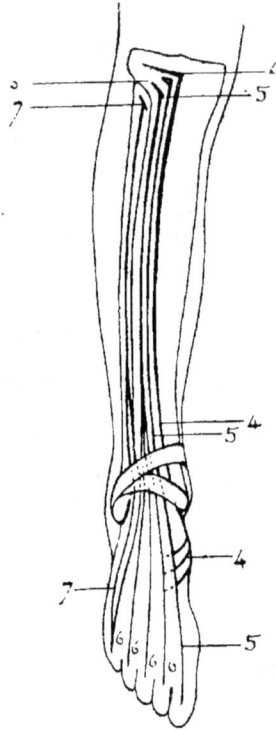

Fig. 125.

Jambe droite. Région antérieure.

Les muscles s'insèrent en haut au-dessous du plateau sur le tibia et la tête du péroné :
ils passent au cou-de-pied sous le ligament-bracelet intermalléolaire

4-4	Jambier antérieur	
5-5	Extenseur du gros orteil	
6-6	Extenseur commun des orteils	Fléchisseurs du pied sur la jambe
7-7	Péronier antérieur	

Les expansions tendineuses du jambier antérieur 4 viennent en-dedans et en-dessous
du pied

contraction exagérée qu'est due souvent la déformation du pied-bot en dedans (fig. 125).

VII. — Muscles extenseurs du pied
sur la jambe

Ce sont les plus puissants, car ce sont eux qui ont à dépenser la plus grande somme de forces pour porter et soulever le corps en avant. Ils siègent tous en arrière de la jambe et forment deux couches, l'une profonde formée de trois muscles bien distincts, l'autre superficielle, composée supérieurement de trois muscles séparés, mais réunis inférieurement en un seul ou mieux tirant sur un seul tendon, le plus puissant et le plus volumineux du corps humain, le tendon d'Achille.

Les muscles profonds sont le fléchisseur du gros orteil, le fléchisseur commun des orteils et le jambier postérieur.

Ce dernier s'insère sur une ligne oblique allant du tibia au péroné ; ses fibres médianes descendent pendant que les internes et les externes, convergeant sur les médianes, se réunissent avec celles-ci pour former une masse puissante, terminée par un tendon qui passe sous la malléole interne sur laquelle il se

réfléchit et de là se dirige en avant sous la voûte
plantaire où, par plusieurs expansions et digitations,
il s'insère sur le scaphoïde, les trois cunéiformes et
les trois métatarsiens moyens : ce muscle est spécialement extenseur du pied, mais en raison de son
passage sous la malléole interne qui lui sert de
poulie de renvoi, il est en même temps adducteur
et rotateur du pied en dedans.

Le fléchisseur commun des orteils a ses insertions
supérieures sur le tibia, en dedans du jambier postérieur et, descendant obliquement, se termine par
un tendon qui accompagne celui du muscle précédent, passe sous la malléole interne où il se réfléchit et se divise un peu plus loin en quatre tendons
qui se distribuent aux quatre derniers orteils. Il
fléchit les phalanges les unes sur les autres et celles-
ci sur les métatarsiens; il est aidé dans cette tâche
par le court fléchisseur commun, par les interosseux
et les lombricaux.

Le fléchisseur du gros orteil s'insère en haut sur
le péroné et descend obliquement retrouver l'articulation tibio-tarsienne, passe aussi derrière la malléole interne en suivant les gouttières que lui offrent
l'astragale et le calcanéum; de là, il se rend sous le
gros orteil pour s'insérer à la partie inférieure et

postérieure de la seconde phalange qu'il fléchit énergiquement sur la première.

Les trois muscles superficiels sont le soléaire en dessous, recouvert par les deux jumeaux ; à eux trois ils forment le triceps sural qui donne au mollet tout son relief.

Le soléaire, large et épais, charnu et ovalaire supérieurement s'insère en haut immédiatement au-dessous du plateau tibial jusque sur la tête du péroné ; de cette large zone d'insertion, ses fibres descendent en convergeant et forment un large faisceau terminé par un tendon qui se soude et s'identifie avec celui des deux jumeaux ; ceux-ci partent l'un du condyle interne, l'autre du condyle externe du fémur en haut desquels ils s'insèrent et leurs fibres qui forment deux masses ovalaires latérales, se réunissent sur une vaste aponévrose qui s'épaissit pour former un tendon commun aplati, recouvrant d'abord le soléaire auquel il s'unit un peu plus bas. La réunion de ces trois tendons, intimement confondus, représente le tendon d'Achille qui s'insère puissamment sur toute la face rugueuse postérieure du calcanéum ; c'est ce muscle triple qui est la puissance P agissant à l'extrémité du levier pédestre que nous avons étudié précédemment ; il

24

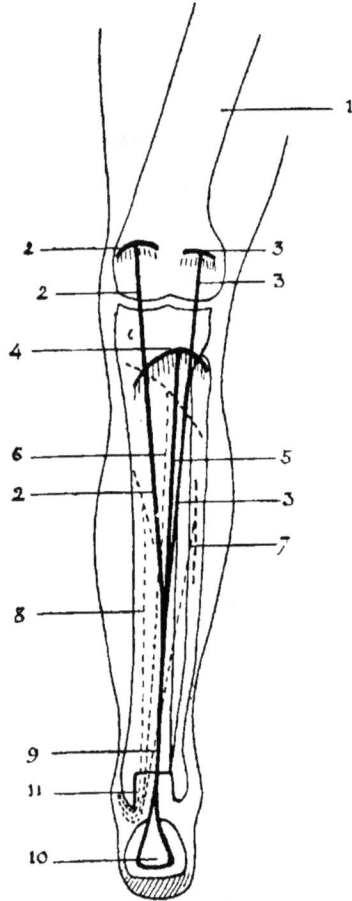

Fig. 126.

Muscles postérieurs. Jambe droite.

1	Fémur	et son insertion sur le tibia.
2-2	Jumeau interne et son insertion	Ces trois derniers muscles
3-3	Jumeau externe et son insertion	sont recouverts par les jumeaux
4	Insertion du soléaire	et le soléaire
5	Soléaire	9 Tendon du triceps sural ou tendon
6	Jambier postérieur caché par le	d'Achille
	soléaire et son insertion	10 Son insertion sur le calcanéum
7	Fléchisseur du gros orteil et son	11 Tendons du jambier et des fléchis-
	insertion sur le péroné	seurs des orteils, passant *derrière*
8	Fléchisseur commun des orteils	la malléole interne

offre une capacité de travail et d'énergie considérable (fig. 126).

Enfin, les derniers muscles de la jambe sont les péroniers latéraux, long et court.

Le long péronier inséré en haut et en avant sur la tête du péroné et la partie avoisinante de la tubérosité externe du tibia, descend derrière la malléole externe où il se réfléchit, passe sous le pied où il se réfléchit encore et vient obliquement en avant et en dedans s'insérer sur l'extrémité supérieure du premier métatarsien. Dans ce long trajet il est guidé par les gouttières que lui offrent ; 1° la malléole externe ; 2° la face externe du calcanéum ; 3° le ligament calcanéo-cuboïdien ; son action est multiple et remarquable, il détermine : 1° un mouvement de rotation du pied autour de l'axe inter-malléolaire, il est donc extenseur du pied ; 2° un mouvement de rotation autour de l'axe vertical de la jambe, il porte les orteils en dehors et le talon en dedans ; 3° un mouvement de rotation autour de l'axe horizontal du pied, car il abaisse le bord interne tandis qu'il en soulève le bord externe.

De plus il détermine dans les articulations partielles entre les os du pied des mouvements de rota-

tion et de glissement dont l'analyse serait trop difficile et qu'il suffit de signaler.

Le court péronier latéral s'insère en haut sur la
face externe du péroné, passe derrière la malléole
externe où il se réfléchit et vient se fixer sur la partie
externe et postérieure de la première phalange du
petit orteil ; il est donc absolument abducteur et
rotateur du pied en dehors.

Nous ne croyons pas utile d'insister davantage sur
les autres muscles du pied, car ils n'ont pas d'action
particulière individuelle bien nette et cette action se
confond avec celle des muscles plus puissants que
nous venons de passer en revue.

CONCLUSION

Au moment de terminer notre travail, nous voulons appeler l'attention sur les principaux points
mis en relief. Nous avons voulu montrer que partout dans la disposition et l'architecture des pièces
du corps humain, c'était la fonction ou le rôle à
remplir qui a servi de guide ; que toutes ces pièces
sont admirablement construites pour obtenir par les
moyens les plus simples les résultats mécaniques
utiles ; que toutes les particularités de la machine
humaine s'expliquent par les lois simples de la mécanique rationnelle et qu'enfin la machine humaine
est merveilleuse et laisse bien loin derrière, comme
puissance, comme rendement et comme souplesse,

toutes celles inventées par l'homme, et qu'enfin il
est du devoir strict de l'homme de veiller au développement normal de cette machine en surveillant
l'élevage orthopédique des enfants au moins avec
autant de soins qu'il surveille celui de ses bes-
tiaux.

L'homme ne créera jamais l'homme de toutes
pièces ; son intérêt et l'intérêt social sont donc de
développer l'enfant pour en faire une valeur mécanique et productive aussi parfaite, aussi puissante
que possible au lieu de le laisser se déprécier, s'a-
trophier, devenir une non valeur et une charge pour
lui-même et pour la société, comme cela se voit
trop fréquemment, tous les jours, dans les familles
et dans les écoles et nécessairement plus tard, jusqu'au terme de leur existence.

Enfin, pour terminer, nous ne craignons pas de
dire qu'il est absolument mauvais et dangereux,
nuisible à tous les points de vue de dépenser plus
de soins et d'argent pour élever tant bien que mal
et toujours plus mal que bien, un seul enfant ché-
tif, malingre, mal conformé que pour trois ou quatre
qui, vigoureux de naissance, ne demandent que le
nécessaire pour devenir des produits valables et qui
souvent n'ont pas ce nécessaire.

Il y a là une charité mal entendue : l'orthopédie, physique ou morale doit être *préventive;* car elle n'est presque jamais *curative.* C'est pourquoi on doit, comme premier devoir social, surveiller le développement de l'enfant bien venu.

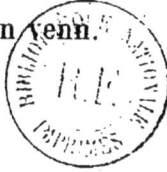

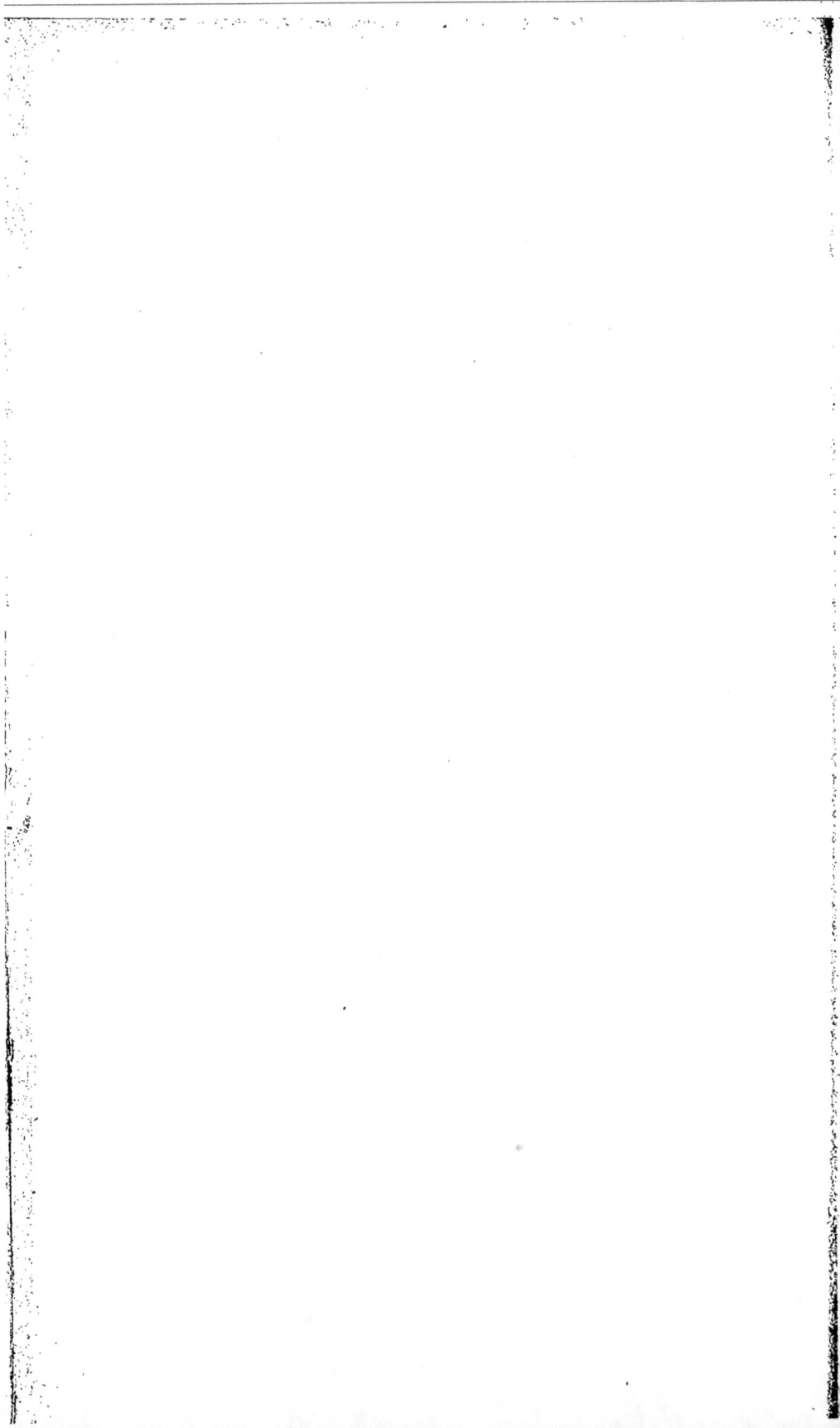

TABLE DES MATIÈRES

_____

Paris. — Imprimerie typographique de J.-E. WATELET, 18, rue d'Odessa. — (Téléph.)

L. BATTAILLE ᴇᴛ Cᵒ ÉDITEURS, PARIS

POIRIER (P.), *professeur agrégé à la Faculté de médecine de Paris, chef des travaux anatomiques, chirurgien des hôpitaux.* — **Traité d'anatomie humaine**, publié sous la direction de M. Poirier, par MM. A. Charpy, *professeur d'anatomie à la Faculté de Toulouse.* — A. Nicolas, *professeur agrégé à la Faculté de Nancy, chef des travaux anatomiques.* — A. Prenant, *professeur agrégé, chef des travaux histologiques à la Faculté de Nancy.* — P. Poirier, *chef des travaux anatomiques, chirurgien des hôpitaux.* — Jonnesco, *prosecteur de la Faculté de Paris.* — 4 forts vol. gr. in-8, avec très nombreuses figures originales en noir et en couleurs.

Tome 1ᵉʳ — *Introduction embryologique, Ostéologie, Arthrologie*, 1 vol. gr. in-8. 20ᶠ

Tome II. — *Myologie et Angéiologie.* — 1ᵉʳ fascule, Myologie. . . . . . . 12 francs

Tome III. — *Névrologie et Organes des sens.* — 2 fascicules parus. . . . . . 22 —

Tome IV. — *Splanchnologie et Embryologie.* — 1 fascicule paru. . . . . . . 12 —

         L'ouvrage paraîtra complètement en dix-huit mois

POIRIER (P.),*professeur agrégé à la Faculté de médecine de Paris, chef des travaux anatomiques, chirurgien des hôpitaux.* — **Anatomie médico-chirurgicale.**

Premier fascicule, ᴛêᴛᴇ, *crâne, encéphale, oreille*, 1 vol. grand in-8 jésus, avec 151 figures noires et coloriées intercalées dans le texte, par Ed. Cuyer 12ᶠ 50

         L'ouvrage paraîtra complet en 5 fascicules.

— **Quinze leçons d'anatomie pratique**, recueillies par MM. Friteau et Juvara, externes des hôpitaux avec 83 fig. originales dans le texte. 2 édit. 1 vol. in-18. 4ᶠ

— **Topographie crânio-encéphalique, trépanation**, 1 vol, in-8, avec 13 figures intercalées dans le texte, 1891. . . . . 3 fr.

KOENIG, *professeur de chirurgie, et directeur de la clinique chirurgicale de Gœttingue.* **Traité de pathologie chirurgicale spéciale.** Ouvrage traduit de l'allemand d'après la 4ᵉ édition, par le docteur Comte, *chirurgien adjoint de l'hôpital de Genève*, avec une introduction de M. le docteur Terrillon, *professeur agrégé à la Faculté de médecine de Paris.*

    Tome I. — 1 vol. in-8 avec 112 figures intercalées dans le texte. 1888. . . . 14 fr.

    Tome II. — 1 vol. in-8 avec 159 figures intercalées dans le texte. 1889. . . . 14 fr.

    Tome III. — 1 vol. in-8 avec 67 figures intercalées dans le texte. 1890. . . . 14 fr.

CADIAT, *professeur agrégé à la Faculté de médecine de Paris, etc.* — **Traité d'anatomie générale appliquée à la médecine.** Embryologie. Eléments anatomiques, tissus et systèmes; avec une introduction de M. le professeur Ch. Robin, 2 vol. in-8 avec 479 figures dessinées par l'auteur, 1879-81. . . . . 28 fr.

FORT, *Ancien professeur libre d'anatomie, etc.* — **Nouvel abrégé d'anatomie descriptive**, contenant la description de tous les organes, la structure des principaux tissus, l'exposé succinct des principales régions et un résumé d'embryologie. 5ᵉ édition. 1 volume in-32 avec 128 figures intercalées dans le texte. 1895.... 5 fr.

LANCEREAUX, *professeur agrégé à la Faculté de Médecine de Paris, médecin des hôpitaux, etc.* — **Traité d'Anatomie pathologique**, tome 1ᵉʳ : Anatomie pathologique générale. 1 fort volume in-8 de 838 pages avec 267 figures intercalées dans le texte. 1877. 20 fr. — Cartonné . . . . 21 fr.

— Tome II : **Anatomie pathologique spéciale.** Anatomie pathologique des systèmes. Système lymphatique et système sanguin. 1 vol. in-8 avec 179 figures. 25 fr. — Cartonné. . . . . 26 fr.

— Tome III : **Anatomie pathologique spéciale** : Anatomie pathologique des systèmes. Système locomoteur. Anatomie pathologique des appareils, appareils de l'innervation et des sensations spéciales. 1 volume in-8 avec 186 figures intercalées dans le texte. 1889. . . . . 25 fr.

www.ingramcontent.com/pod-product-compliance
Lightning Source LLC
Chambersburg PA
CBHW061112220326
41599CB00024B/4010